ジョン・C・ウォーカー
John Carl Wocher
亀田総合病院特命副院長

川合達也=訳

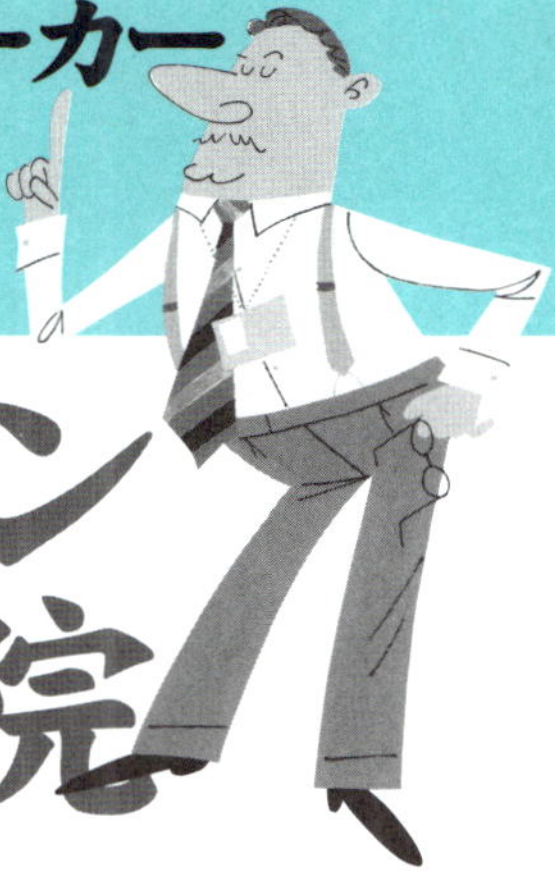

ニッポンの病院

日経BP社

ニッポンの病院

ニッポンの病院　―目次―

第四章　病院はけっして安全じゃない

第五章　日本の医者は信頼できるか

第六章 「よい病院」の見分け方

付　録

カバーイラスト
ソリマチ アキラ
ブックデザイン
鈴木成一デザイン室

編集
松本 薫

本文写真
Hospital Interior Architecture (Van Nostrand Reinhold, 1992)

はじめに

私が亀田総合病院に勤務し始めたのは一九九一年のことですから、今年でちょうど一〇年目になります。

施設計画や情報管理、人材開発に関した総合的なマスタープランの実践に着手した一九九一年は、亀田総合病院にとって記念すべき年でした。日本では前例のない大規模な外来クリニックの設計がスタートし、完全なペーパーレス化を可能にする統合的医療情報システムの構築が議論のテーマとなりました。当時の私は管理部長として、欧米的な考え方を持ち込むための調整役を懸命に務めていました。

亀田総合病院は、当時から「スタッフ中心の医療」から「患者中心の医療」へのシフトに力を注いできました。この一〇年間の私の役割は、患者中心の医療への移行をスムーズに進めることであったと言えるでしょう。

一九九八年には、ヘルスアジア・パブリッシングによって第一回のアジアン・ホスピタル・オブ・ザ・イヤーに選ばれました。また同じ年に『日経ビジネス』誌の病院実態調査ランキングのトップテンに挙げられました。これらの勲章は、病院を改革するための一〇年間にわたる努力が間違いではなかった証だと思っています。

しかし、実際にはこれらの変化がすべての人々に歓迎されたわけではありません。変化に対する抵抗は、どの組織にもあるものです。これまで競争から守られてきた病院に、変化を嫌う傾向があることは否定できません。

現状維持を第一とするスタッフにとっては、変化は敵です。病院のスタッフは病院以外で働いた経験がないことが多く、マーケティングや宣伝、製品改良などを通じた、ビジネス社会における熾烈な競争などは知りません。そのことも変化を妨げる要因の一つになっています。しかし、変化がなければ、組織は生き残り、成長していくことができないのです。

私が導入しようと試みてきたことの多くは、すでにアメリカでは長年にわたり行われ、その効果も広く認知されていることにすぎません。にもかかわらず、日本ではいまだに導入が進まないことも少なくありません。たとえば、医師の成績評価はようやく始まろうとしていますが、その進展は私の予想よりもはるかに遅い足取りです。医師の資格調査（クレデンシャリング）や資格認定（プリビレッジジング）はいまだに議論が進まず、実施の時期さえ明確でありません。

しかし、こうした摩擦は私には悪いこととは思えません。往々にして、組織内での摩擦を避けようとして改善が遅れるものだからです。摩擦があるということは、前進しつつあるという証拠なのです。

居心地のよい現状を危うくしかねない変化には抵抗がつきものですが、それなくしては来るべき医療制度改革を生き残り、よい医療を患者さんに提供することはできないでしょう。

日本の病院が手を打つべきことは数多くあります。詳しいことは後の章で述べますが、ここでは日本の病院が早急に取り組むべきことを簡潔に列挙してみましょう。

・できるだけ早く、全館禁煙の方針を打ち出してください。喫煙や煙害という予防可能な死亡原因から患者や見舞い客を守ることは病院の使命です。この方針を打ち出すのに費用はかかりません。誇りをもって実行に移してください。

・感染対策にもっと積極的になってください。院内感染の低減、予防について専門家にしっかり調査させましょう。

・抗生物質使用ガイドラインを整備し、とくに他の抗生物質が効かない重症の感染症に効果的なバンコマイシンなどの使用についてはガイドラインに従って厳重に管理するようにしてください。

・早急に危機管理委員会を設けてください。委員会は安全性に問題がある医療行為や訴訟の可能性がある行為を特定し、事故記録を収集したうえで、患者さんにとって危険なプロセスの是正を行います。

・医療品質の継続的改善を強く指導する品質改善委員会を設け、その指導を実行に移すようにしてください。

・医師の成績評価システムをつくりましょう。これは質の高い治療を患者さんに提供し、病院の組織としての目標を達成するために避けて通ることはできません。かなりの抵抗があるでしょう。でもそれを乗り越えていかなければなりません。

・医療スタッフの資格調査（クレデンシャリング）や資格認定（プリビレッジング）のシステムづくりに着手してください。

・ＩＴ（情報技術）の導入を図りましょう。日本は欧米に比べてコンピュータの導入が遅れましたが、病院ではとくにそうだと思います。情報通信革命の時代です。アメリカの病院では、スタッフ一人ひとりにＥメールアドレスが与えられています。

この本には日本の医療を改革するためのアイデアが書かれています。善意の人たちも、恵まれない環境下ではミスを犯しがちになります。そうした環境を改善するために、私は本書を書いたのです。けっして誰かを責めるために書いたのではありません。

私は医療をめぐる問題に対する一般の関心を高めたいのです。つまり、行政や医療関係者よりもむしろ、日本のどこにでもいるごく普通の患者さんにこそこの本を読んでいただきたいのです。

今現在、病気や体調不良に苦しむ患者さんや、将来、患者になるかもしれない方々が、ともすれば不適切な医療を助長するような現行の医療システムのなかで、少しでも適切な医療に接するためのヒントになればと念じながら、できるだけ平易な言葉を選んで書いたつもりです。

この本が、目覚まし時計よろしく、日本の皆さんを「よりよい医療」に対する無関心の眠りからゆり起こしてくれることを切に願っています。皆さんがいるからこそ、私はこの職業を選びました。そして、皆さんがいるからこそ、病院が存在することを忘れないでください。

第一章

外国人が体験した怖い話

医者の素性がわからない

突然ですが、あなたが今、深刻な病気にかかっているとしましょう。近々、外科手術を受けなければ生命は助かりません。手術を受けたとしても、成功する見込みは五分と五分。もちろん、あなたはまだまだ死にたくなんかありません。

いったいどの病院で、どんな外科医の執刀を受けるべきか……。こんなとき、あなただったら何を基準にして病院を選びますか。

いきなり「死」の話題からこの本を始めることは、いささか気が引けます。しかし「死」は、誰でもいつかは直面する問題です。病院を語るうえで、切っても切れないテーマです。そして本書の目的は、読者の皆さんに「死」が訪れるのを、少しでも遅くすることでもあるのです。

たとえば私だったら、病院を選ぶ前にぜひとも知りたいことがあります。

「患者の死亡率がいちばん低いのはどの病院か」

「どの外科医が執刀する手術の成功率が高いのか」

アメリカなら、こんな数字は比較的、簡単に手に入ります。医療に関わる情報を一般市民に対してそのまま「ディスクロージャー」する、つまり「情報公開」が医療の大原則となっているからです。

もう一つ、仮定の話をさせてください。あなたは今、海外赴任でアメリカのニューヨークに住んでいるとしましょう。身体の不調を覚えて、医者の診察が必要になりました。自宅のすぐ近くで開業している医者がいます。しかし、あなたはその医者をよく知りません。なにぶん不慣れな土地とて、近所に相談できる知人もいません。

開業医の名前はＰ・Ａ・ブラウン医師。はたして、この医者は信頼できる医師なのか、どんな経歴をもつ医者なのか……。知る術はあるでしょうか。

簡単です。インターネットで、州が開設しているホームページ（http://www.health.state.ny.us/）をチェックしてみればいいのです。

P・A・ブラウン医師（医師免許第一六五二四八号）

住所　ニューヨーク市ブロンクス区ポールディング通り四一〇九番地

一九九八年一月二〇日、次の処分が下された。

一九九八年一月一日より四五日の免許停止処分を受けているが、これを延長し二年間の免許停止とする。その間、観察処分とする。

この医師は詐欺的な医療行為を行い、これまで保険医の指定を制限されたことがないと虚偽の資格申請を行った。彼女は免許申請書にも虚偽の記述をした。

過去に「詐欺的診療行為」を行った医者に診てもらうなど、とんでもない話です。あなたは「会う前にわかってよかった」と安堵されるに違いありません。

アメリカでは、同じような情報が他の州でも公開されています。たとえばフロリダ州では、一九九七年に、医師懲罰と医療過誤賠償請求の事例に関するリポートを公表しました。一九三ページにも及ぶこの報告書には、懲罰を受けた医師の実名が、その詳細な処罰理由とともにすべて明らかにされています。もちろん、インターネット（http://www.state.fl.us/）でも見ることができます。

S・C・ミラベロ医師（医師免許第ME〇〇五九六七七号）

住所　フロリダ州ニューポートリッチー

一九九六年七月、通常なされるべきレベルの治療を行わなかったとして当局より告発される。治療の妥当性を証明する医療記録不備。患者のしかるべき了解を得ずに医療行為を行う。

処罰――訴追に代わり五〇〇〇ドルの行政罰金。警告を記録に残す。被告の行った行為に対し公認リスク・マネジャーによる検証を行う。「医療従事者のための正しい医療記録の取り方」講座を修了すること。

H・J・レビン医師（医師免許第ME〇〇〇六〇八二号）

住所　フロリダ州マイアミビーチ

一九九二年一月、治療の妥当性を証明する医療記録不備のため当局より告発される。通常なされるべきレベルの治療を行わなかった。

処罰――訴追に代わり三〇〇〇ドルの行政罰金。警告を記録に残す。一九九二年一月八日から一年間に次のことを行うこと。五〇時間の地域奉仕活動。自ら行う医療の詳細な品質保証計画を立案し、委員会へ提出する。一九九二年一月八日から一八〇日の間に電話診療とその記録のあり方について専門誌に論文を投稿すること。

このリポートによれば、フロリダ州の推定医師数四万三〇〇〇人のうち約二パーセントにあたる九四九人の医師が過去五年間に州から懲罰を受けたか、あるいは三回以上、医療過誤賠償金を支払っています。一九九六年の一年間だけで、四一人の医師が資格停止や制限の処分を受けています。

「アメリカでは医療ミスに関わる訴訟が多いと聞くからな……」

こう考える方がいらっしゃるかもしれません。しかし、これらの行政処分は、患者からの賠償請求や医療過誤訴訟とは別になされます。アメリカの場合、医師たちの不法行為や医療ミスを、行政機関がそれだけ厳しく取り締まっているのです。

同じフロリダでは、州内の全登録医の総合的なプロフィールを、取得資格、過去の懲罰、医療賠償歴、犯罪歴なども含めて公開するための法律も審議されています。医師に関するこうした情報こそ、患者がもっとも知りたい部分であることが広く認識されているからです。

二〇〇〇年の八月、アメリカの消費者擁護団体であるパブリック・シチズンズ・リサーチが『疑惑の医師たち　二〇〇〇年版』という本を出しました。この本には、一九九〇年から一九九九年までの一〇年間に薬物不正使用や保険不正請求、患者の殺傷や性的関係の強要などで懲罰処分を受けた二万一二五名の医師の実名リストが収められています。データは保険福祉省、医薬管理局などの連邦政府機関や全米各州の医療審議会から集められたものです。この団体の代表を務めるシドニー・ウォルフは連邦議会に対してこうした情報公開を全国レベルでも早急に法制化するよう求めています。

ひるがえって、日本ではどうでしょう。自分が通っている病院の担当医がどんな大学を出て、どの程度の経験をもち、どれほど信頼できる医師なのか、客観的に知る方法はありますか。

残念ながら日本では、患者が病院や医師を選ぼうと思っても、判断するに十分な情報がありません。ほとんど何もわかりません。

最近は、新たに明るみに出た医療事故が連日のように報道され、これほどまでに皆さんの不安が高まっているというのに、消費者団体が厚生省にこうした情報の公開を迫ったという話も耳にしません。

大きな大学病院などに入院してしまえば、実際に自分の診療を担当するのがどの医者なのか、いったい何年の臨床経験とどれほど判断力をもっているのかも不明です。結果として、自分自身の生死に関わる重要な判断と処置を、誰がほんとうに責任をもつのかもわからない、うやむやな集合体に任せてしまうことになります。

こんな恐ろしいことが、今、先進国の一つである日本で実際に行われているということに、外国人ならまず驚愕を覚えます。

インフォームド・コンセントの実態

一九九七年一一月三〇日付のニューヨーク・タイムズは、こう断じました。

「日本の医者はうそつきである」

きっかけは、マキノ・カズコさんという女性の死でした。マキノさんは、身体の不調を訴えて、ある医者の診察を受けました。医者の診断は「胆石」でした。

彼女は看護婦だったから、胆石がどういうものかはよく知っていました。「命に関わるほどの病気ではない」と信じ、治療を受けるのを三か月も遅らせてしまいました。しかし実際には、彼女の病気は膀胱ガンでした。治療が遅れた結果、手遅れとなり、彼女は亡くなりました。

マキノさんのご主人は、医者を業務上過失致死の罪で告訴しました。裁判で、医者はこう証言しています。

「たしかに私はマキノさんに真実を告げませんでした。ほんとうのことを言えば、マキノさんがたいへんなショックを受けると思ったからです」

驚くことに、一九九五年の判決で、裁判所は医者の主張を認めました。医者の方針は間違っていなかったと認めたわけです。信じられない話です。

これがアメリカだったら、マキノさんは自分が膀胱ガンであることを簡潔明瞭に告げられたはずです。同時に彼女は、いくつかの治療法について詳しい説明を受け、自分自身で選択したでしょう。

「ガンだ」と告げられて喜ぶ人はいません。告知されればもちろんショックは大きかったでしょうが、だからといって真実を隠したり、うそをついたりする理由にはなりません。患者には、自分自身の病気や身体の状態に関して、正しい情報を与えられる権利があるはずです。どんな治療法を選択するかも、最終的には患者本人が決めるべきではないでしょうか。

はっきり言って、日本の病院では患者がないがしろにされています。そうした姿勢がもっとも如実に表れているのが、インフォームド・コンセントの問題でしょう。

「インフォームド・コンセント」とは、医者が患者に向かって病状や治療方針を十分に説明し、患者がそれを理解したうえで同意してから治療を進めるという診療原則です。

日本以外の先進国では、患者が自分自身に対する医療の参加者となれるように、すべての情報を公開しています。患者を医療の傍観者にすることはありません。患者が自らを傍観者としてふるまえば、医者は一方的に治療方針を決めてしまう。そんなことは許されるべきではない。これこそがインフォームド・コンセント本来の考え方です。

欧米では、どんな理由があるにせよ、医者が患者の生命に関わる情報を意図的に隠してもしたら、たいへん差し出がましい判断だとみなされます。患者に真実を告げないのは、倫理に反する行為です。

たとえ、どれほど聞きたくない情報であろうと、あるいは真実を知ることがどれだけ恐ろしかったとしても、私たちは自分の生命から目をそらすことなく真実と向き合い、重要な決定は自分自身で下さなければならないのです。

しかし、日本の医者たちは患者に十分な説明をしません。患者の理解も、納得も、同意もないまま、一方的な治療を押しつけることが少なくありません。

この国では、どうしてインフォームド・コンセントの実態がこれほどお寒いのでしょう。おそらく原因の一つは、患者といくら話をしても、医者にしてみれば収入の足しにならないからです。医者や病院には、診察や投薬、検査、処置に対して報酬が与えられます。しかし、患者と話すだけでは「ただ働き」なのです。

現代では、検査技術の飛躍的な発達によって、ときには医者自身が患者本人といっさい会話することなしに、患者の医学的状態を知ることができるようになりました。自分の言葉で身体の状態を伝えたり、痛みを訴えたりできない新生児を診るには便利な時代です。しかし大人の患者にとっては理想的とは言えません。

医者にしてみれば、ただでさえ忙しいときに、患者一人ひとりとじっくり話をするのは気骨の折れる仕事です。いちいち話を聞かなくてもおおよその状態がわかるとなれば、なおさら気が進まないことでしょう。

「専門的な問題をシロウトの患者に説明しても、どうせ理解できない。理解できないのなら、説明しても時間の無駄」と考えている医者も珍しくないのです。

だから多くの医者は、患者自身がどう感じているのか、どうしてほしいのかを尋ねることもなく、検査に基づいたデータのみから治療法を決めてしまいます。ほかにどんな方法があるのか、患者に十分、説明することもありません。ひどい侮辱ではありませんか。
インフォームド・コンセントを当然のものと考えている私たち外国人が日本の病院で診察を受けると、驚くことばかりです。驚きを通り越して、深い憤りを感じることもしばしばなのです。

食事指導代わりに『たまごクラブ』!?

この本を書くにあたって、私は大勢の在日欧米人に接触し、日本の医療についての感想を聞きました。たいへん多くの回答があり、ほとんどそれだけで一冊の本が書けるくらいです。

総括すれば、全回答の九八パーセントがひじょうにネガティブな内容でした。ほとんどすべての欧米人が、日本の医療にかかって不愉快な思いをしたり、恐ろしい目にあったりしています。私は一連の取材を通して、マキノさんのケースがけっして特殊ではないことを知りました。

彼らの言葉は、現実に日本の医療システムと関わったうえでの感想です。一つひとつ話の裏付けをとったわけではありませんが、彼らが感じ取ったことこそが「真実」だと考え、いくつかをご紹介しておきたいと思います。

出産のため、東京のかなり有名な大学病院を訪れたある女性は、そこで高蛋白尿を指摘されました。妊娠中に高蛋白尿が出るということは、妊娠中毒症の疑いがあるということです。にもかかわらず、何の食事指導もされないことに、彼女はたいへん驚きました。

妊娠中毒症で腎臓や肝臓に障害が起きれば、早産になったり、未熟児を産む可能性があります。最悪の場合には妊婦の生命も危険です。当然、腎機能の検査を受け、食事療法を行わなければなりません。

それなのに、彼女の担当医は食事指導をせず、代わりに『たまごクラブ』という出産向けの雑誌をよく読むように勧めたのです。

一方、彼女の夫は、出産に立ち会いたいなら「夫のための出産教室」に参加するよう勧められました。さっそく出席してみると、彼が唯一の出席者でした。日本の夫は妻の出産に立ち会うことにあまり興味がないようですが、これも東洋と西洋で大きく異なることの一つです。

さて、出産教室ではビデオが上映され、一枚のプリントが手渡されました。その後、退屈な説明が二時間続きました。そして最後に彼は「父親が赤ちゃんを抱けるのは誕生後三日間だけであること」「新生児室に入るときは予防衣その他を着用すること」「父親はばい菌を撒き散らすので、その後は抱いてはいけないこと」などを知らされました。

彼がこの規則にたいへん憤慨したことは言うまでもありません。父親が我が子を抱くのを禁止する権利が、いったい誰にあるのでしょう。新生児室に入るたびに予防衣を着用させ、マスクに手術用帽子、手袋、さらに靴カバーまでつけさせるとは、なんと時代遅れなのでしょう。

アメリカでは、もう何年も前にそんな習慣は廃止されました。NICU（新生児集中治療室）に入るときでさえ、予防衣など着用する必要はありません。予防衣を着たからといって、新生児の感染を予防できるとする科学的根拠がないからです。

どうも、日本における「清潔」や「消毒」の観念は、欧米人の理解と別次元のところにあるように思えてきます。

たとえば、彼の妻は入院中、食事に使うスプーンやフォーク、ナイフなどをすべて持参しなければならないことに驚いたといいます。しかも食事をするたびに、それらを自分で洗わなければなりません。欧米では、スプーンもフォークも、食器同様、病院のフードサービスの職員がきちんと洗浄するのが当然です。

別のアメリカ女性が発見した事実もご紹介しておきましょう。彼女が知るかぎり、日本のほとんどの病院では、診療に訪れる患者が入れ替わっても、診察台のシーツやタオルを交換することはありません。使い捨ての紙シーツを診察台に敷いてある病院が一つだけあったようですが、残念ながら「一人一枚の使い捨て」ではありませんでした。

彼女が生まれ育ったアメリカでは、診察台の清潔を保つため、患者が代わるごとに診察台のカバーを交換するのが常識となっています。彼女は前の患者の汗がシーツに残っているのを感じて、不快な気分になりました。

見舞い客がいちいち予防衣やマスクを身につけることより、直接、病人の身体に触れる診察台のカバーを交換することのほうが重要だと考える病院関係者がいないというのは、じつに不思議な話です。

一致しない診断や治療法

回答のなかには、誤診や投薬ミスに関わるものも数多くありました。

耳の痛みを感じて耳鼻科を訪れたある患者は「鼓膜が破れている」と言われました。「そんなことはありえない」と言い張ると、医者はじつにあっさりと診断を改め、今度は「内耳炎だ」と言い出しました。医者への信頼は一気に消え去りました。

頭痛、腹痛、発熱、それにノドの痛みを訴えた別の患者は、腹部レントゲンを撮り、薬をもらって帰宅しました。しかし症状はさらに悪化。別の医者にかかったところ、インフルエンザであることがわかって、ようやく適切な治療を受けることができました。

これなどは、医者が患者の愁訴に耳を貸さない典型的なケースです。「頭が痛い」「ノドも痛い」「熱がある」と訴えているのですから、いくら腹痛があるからといって、腹部レントゲンの前にインフルエンザを疑うのは常識でしょう。

ある妊娠初期の女性のケースはもっと悲惨です。気分がすぐれなかったので産婦人科を訪れたところ、膣内感染と診断されました。妊娠七週目に膣内エコー（超音波画像検査）を受けると、胎児の心拍が認められませんでした。一週間後に出血があり、検査した結果、胎児がすでに死亡していることを知らされたそうです。

このケースでは、たとえ発見が早かったとしても、胎児を救うことはできなかったかもしれません。しかし、それにしても発見が遅すぎるし、何より説明が足りません。二度目の受診の際にすぐエコー診断がなされなかったことなど、手抜きと言われてもしかたのない対応だったと思います。

風邪をひいて以来、同じ医者に定期的にかかっていた女性は、その医者に処方される薬を飲むたびに、ひどい下痢になりました。医者に質問しても「この薬で下痢になることはない」と言われるばかりです。

医者を信用できなくなった女性は、東京の聖路加国際病院の医者に薬を見せ、自分の症状を説明しました。そこで初めて、その薬の副作用として下痢が一般的であることを教えられました。

東京のある男性は、長野県を旅行中、目が痛んだために上田の眼科を訪れ、結膜炎と診断されました。ところが、処方された点眼薬を注すと、翌日、目がひどく腫れ上がってしまいました。東京に戻って別の眼科医に診てもらったところ、ヘルペス・ウィルスが原因だとわかり、しかるべく処置してもらうことができました。

数年後、ふたたび炎症が起こったので、今度は大塚（東京）の眼科医にかかり、とくにヘルペスに効く軟膏を処方してもらいました。医者からはその薬を二か月間、使用し続けるよう言われましたが、別の医者に尋ねると「こんなに強い薬を長期間にわたって続けるのは目の組織に危険だ」と教えられました。

いずれも眼科の専門医であるにもかかわらず、どうして診断や治療法がこれほど違うのでしょうか。似たような話はたくさんあります。

六週間の入院中、胸に発疹が出た女性は、皮膚科医に相談して、発疹に擦り込む軟膏を処方されました。しかし、退院しても発疹がおさまらないので別の皮膚科医にかかったところ、疥癬（寄生虫性の皮膚感染で激しいかゆみを伴う）と診断されました。「使っていた薬のせいで、ますます悪くなったのだろう」と告げられたそうです。

やはり発疹が出た男性は、皮膚科を訪れて「神経に原因がある」と言われました。「日本への引越しや何やらで精神的に落ち着かなかったためだろう」と言うのです。しかし、落ち着いてもよくならないので、アメリカ留学の経験のある別の皮膚科医に診てもらいました。診断は「帯状疱疹（ヘルペス・ウィルスによる皮膚感染で痛みを伴う水疱ができる）」でした。

もう一人、別の患者は、身体の発疹を医者に見せたところ、血液検査もないまま「梅毒」と診断されました。どれほどショックを受けたかは想像に難くないでしょう。しかし、念のため別の病院で血液検査をしてもらったら、結果は「陰性」でした。ずいぶん人騒がせな話ではありませんか。

死に至る悲劇

これらの「誤診」例を見ていると、怒りや驚きを通り越して、ほとんど苦笑を禁じえないものがたくさんあります。

たとえば、職場でのストレスに悩んでいた男性が、助言を求めて医者にかかったときのこと。彼に向かって、その医者はなんとこう言ったそうです。

「ストレス解消のために、もっと酒を飲みなさい」

とうてい医者の言葉とは思えません。

笑い話や思い出話のタネになるくらいならいいでしょう。しかし本来、「誤診」は、生命の危険に直結しかねない重大な問題です。

不正出血で東京の婦人科にかかったある中年女性は、ろくな検査もないまま「更年期障害だから心配はいらない」と言われました。しかし、アメリカに戻り、かかりつけの医者に診てもらったところ、すぐ婦人科の診療を受けるよう勧められました。結局、子宮頸ガンであることがわかり、彼女は一年後に亡くなったということです。

最近、妻を亡くした若いアメリカ人から届いた手紙には、ほんとうに心が痛みました。彼の妻は日本人で、結婚一年後、彼女が三五歳のときに妊娠しました。

彼女には、乳ガンの家族歴がありました。「家族歴」とは、両親などの血族にその病気を患った歴史があるということです。彼女の場合は、母親が乳ガンで亡くなっていました。乳ガンは遺伝しやすいと言われています。

妊娠中、彼女も乳房のしこりに気づきました。しかし、医者はたいして重視せず、マンモグラフィ（乳房をエックス線で撮影する検査）もその他の検査もありませんでした。「妊娠中によくある変化です。乳管の閉塞か、良性の嚢胞か何かでしょう」

夫も妻自身も「ひょっとしたらガンかもしれない」と思いました。しかし、あえて別の医者の意見を求めることはしませんでした。妻が夫を諭したためです。

「そんなことをすれば、今の先生を信頼していないことになる。先生に失礼でしょう。日本では、医者に絶対の信頼を置くものなのよ。疑ってはいけないの」

妊娠後期に入り、しこりはさらに大きくなりました。たまたま他の理由から、別の病院で出産することになりましたが、ここでも乳房のしこりについては同じような意見です。

「今の段階では、妊娠と授乳の関係で検査がむずかしい。赤ちゃんが乳離れするまで様子を見ましょう」と言われ、やはりマンモグラフィの検査はありませんでした。

一年後、初めてマンモグラフィと生検（組織の一部を採取して調べる検査）を受けた彼女は乳ガンと診断されました。そして根治的乳房切断術を受けた二年後に、夫と四歳の息子を残して亡くなりました。

乳ガンの家族歴をもち、現実に乳房にしこりがある女性に対し、乳ガンを疑わない。いくら妊娠中とはいえ、何の検査も行わない。はたしてこれが、医者として「分別があり、慎重な態度」だったのでしょうか。少なくとも、しこりが大きくなってきたとき、マンモグラフィを行うために授乳を止めるか、それとも授乳を続けるかを彼女に選択させることはできなかったのでしょうか。

医者や病院は、やりたい放題にふるまい、そこには何の歯止めもないようです。失敗や手抜きをして患者を死に至らしめても、多くの場合、医者には何のペナルティも科されません。患者や家族は泣き寝入りです。アメリカのように訴訟を起こすこともまだ稀です。

日本では、裁判を起こすと時間もカネもかかり、得るものが少ないと言われます。とくに医療過誤訴訟はむずかしく、患者が著しく不利だと聞きます。なぜなら、医療ミスを証明するためには、他の医者の鑑定が必要です。ところが医者たちはいつでも仲間の医者をかばい、仲間にとって不利な意見はけっして言わないのだそうです。患者の権利も、真実も、医者どうしの絆に比べれば何の重みももたないということでしょうか。

それにしても、裁判所までがろくな審理もしないで、犠牲者を見放してしまうというのはほんとうなのでしょうか。分厚い砦のような医者の世界に挑もうとする犠牲者や遺族が、孤立無援の状態に置かれてしまうというのはほんとうなのでしょうか。

このままでは、次にどんな悲劇が起こるのか心配でなりません。

三時間待ちの三分治療

一九九七年一一月三〇日付のニューヨーク・タイムズに、おもしろい記事が掲載されました。タイトルは『東京で病気／日本の医療の奇跡を語る』。ある在日アメリカ人の体験談です。

本人から編集部に届いた手紙の全文が、インターネットのニューヨーク・タイムズのホームページ（http://www.nytimes.com/）で公開されているというので、興味をもった私はさっそくチェックしてみました。要約をご紹介しましょう。

その男性は、アフリカ旅行を終えて東京に帰ってきました。以来、身体の節々が痛く、熱も四〇度まで上がりました。アフリカ帰りで発熱したと言えば、誰だってマラリア感染を疑います。

マラリアとは、熱帯地方に棲むマラリア蚊（ハマダラカ）が媒介する伝染病です。感染すると高熱を発し、内臓障害や脳症状を引き起こして、死に至ることもある恐ろしい病気です。

彼は心配になり、救急車を呼びました。到着した救急隊員は、まるで生物兵器でも扱うような、おおげさないでたちでした。彼はますます不安になりました。

救急車は彼を乗せて、都内にある病院に向かいました。ところが、その病院の医者は、それまでマラリアの患者を診たことがなかったため、彼に向かって、なんと「明朝、もう一度、来てください」と言ったのです。やむなく彼は、歩いて自宅に帰りました。

次の日、言われたとおり病院を再訪した彼は、診察まで四五分も待たされました。ようやく診察が始まり、症状を話すと、医者は患者の目前でやおら医学書を調べ始めました。そして、こう言ったのです。

「血液検査と診察をしますから、二日後にもう一度、来てください」

　彼は血相を変えて抗議しました。

「マラリアの疑いがあるんです。今、すぐに血液検査をしてください。私は死んでしまうかもしれないのですよ」

　医者はしぶしぶ顔で診察すると「マラリアではない」とつっぱね、彼をそのまま追い返してしまいました。

　とうてい納得できる話ではありません。彼はいてもたってもいられず、大学病院の専門医に相談しました。そして即刻行われた血液検査の結果、熱帯マラリアであることがわかりました。すでに肝機能障害も始まっていました。

　こんなことは、アメリカではけっして起こりえないでしょう。なにしろ、アフリカから戻ったばかりの患者がひどい熱を出し、「マラリアかもしれない」と訴えているのです。少なくとも、血液生化学検査を行い、一晩の病状観察が終わるまで帰宅を許されることはありません。

　私たちアメリカ人が聞くと、この話はほとんど牧歌的で、ユーモラスですらあります。そのアメリカ人は無事、回復した後、冗談めかして日本の医療を「三時間待ちの三分治療」

と評したそうです。気持ちはよくわかります。

アメリカのクリニックや病院では、予約診療が原則です。しかし、予約なしでやってくる緊急の患者の世話をするためのスタッフもちゃんと配置されています。彼のような症状の患者が待たされることはありません。

予約のある患者が二〇分以上待たされることも、めったにありません。診察時間が遅れそうだとわかると、その時点で患者に連絡を入れて状況を伝えます。

さらに、アメリカの病院では、初診の場合の平均的な診察時間は二〇分から三〇分です。医者が患者の訴えをきちんと聞き、プロフェッショナルな診断を下すためには、どうしてもそのくらいの時間が必要だからです。

それにしても驚きを禁じえないのは、その病院の医者が、患者の目の前で医学書を調べたという事実です。「自分には十分な知識がない。経験もない。自信もない」と告白しているようなものではありませんか。「どうか信頼してくれるな」と宣伝しているようなものではありませんか。

日本の皆さんの多くは、病気については医者がいちばんよく知っていると考えているかもしれません。しかし、いつもそうとはかぎりません。たいていはそれでいいのですが、いつもではないのです。

専門家が見た「日本の医療」

先に紹介したニューヨーク・タイムズの記事は、「日本では、マラリアによく効く薬の販売が厚生省によって禁止されている。（アメリカでは解熱鎮痛薬として一般的な）タイレノールのような単純な薬でさえ手に入らない」と続けています。その代わり、三流の薬が使用されており、伝えられるところによれば、効き目のない抗ガン剤がもっとも売れている時期もあったのだとか。

平均的な日本人は、平均的なアメリカ人と比べて、一・六倍ものカネを薬に使っていると言われます。はたして、それらの薬がほんとうに必要なものなのか、その金額が妥当なものであるのか、大いに気になるところではありませんか。

薬の問題に関しては後の章でまたゆっくり述べることにして、ここでは、日本の医療について専門家が在日外国人のために書いた本から少し引用してみたいと思います。専門的知識をもつ外国人が日本の医療をどう見ているかがわかるでしょう。

日本とアメリカ両国の医師免許をもち、帝国ホテルの指定医も務めるアメリカ人のエドワード・スティム博士は、一九九二年にジャパンタイムズ社から『外国人のための医療ガイド』という英語の本を出版しました。かなり強烈な毒舌書であり、残念ながら日本の医療を賞賛するようなことはほとんど述べられていません。しかし、示唆に富むコメントがたくさんありますので、いくつか拾ってみましょう。

「日本では、言葉ができない旅行者や外国人はろくな医療が受けられません」

「ここ日本では、医者が薬を売ることを許されています。院外処方のシステムはまだ新しく、それほど普及していません。外国人は高い薬代にびっくりするかもしれません。必要以上の量の薬を出す医者もいます。悪いことに、彼らは不必要な薬をできるだけ多く出そうとするのです」

「もし何らかの感染症で医者にかかっても、医者には何が原因なのか手がかりもないのですから、あなたはたぶん、(広範囲の細菌に効果がある抗生物質の) テトラサイクリンを処方され、高い料金を請求されるだけでしょう」

「(子宮頸ガンの検診における誤りの可能性を指摘して) 東京では検査ミスの可能性があまりに高いので、外国人が子宮のパパニコロー検査 (子宮口から綿棒やへらで細胞をこすりとり顕微鏡で検査する細胞診のことで子宮頸ガンの検診に広く行われている）を受ければ、不必要な処置や精神的な苦痛のせいでトラブルを招くことになるでしょう。これは、日本ではアメリカに比べてパパニコロー検査による子宮ガンの早期検診自体があまり行われていないこととも関係があります。したがって、誤りを犯す可能性も高いのです」

「子宮摘出を日本で行うべきではありません。日本の外科医にいい知り合いがいるか、そうでなくても外科医の言葉が完全に理解できるのでなければ、アメリカに戻って手術を受けるほうがいいでしょう」

第二章

日本の医療は遅れている⁉

認可制度の問題点

一九九七年一二月二九日付の『フォーブス』誌（アメリカ）に「ひどい医療」というタイトルの記事が掲載されました。筆者はニール・ワインバーグ氏。「ひどい医療」とは、日本の病院でごく普通に行われている医療のことです。

記事には、東京大学病院の写真が添えられていました。写真の脚注には、こう書いてあります。

「公的医療制度のもとで病院数だけは多いが、先進医療はほとんど受けられない」

さらに大きな活字で、こんな表現もありました。

「日本は裕福な国であるにもかかわらず、人々はひどい医療を受けている。これも公的医療制度のせいである」

要するに、日本の医療システムは公的医療制度に基づいているため、何をするにも政府の認可や承認が必要であり、そのことが日本の医療の進歩を著しく妨げている。これがワインバーグ氏の指摘です。

彼は、最新医療の導入を認めようとしない日本政府の後進性を、実例を挙げて取り上げています。たとえば、心臓が停止しそうになると自動的に電気ショックを与えて鼓動を回復させる埋め込み型除細動器は、一九九六年にアメリカで二万六〇〇〇例もの患者に使用されましたが、日本ではわずか一〇〇例ほどしかありませんでした。この医療機器は同じ年の四月、アメリカに遅れること一二年目にしてようやく日本でも健康保険が適用されるようになりましたが、それまで日本では毎年数千人もの患者が、この最新機器の恩恵を受けることなく死んでいったと指摘する関係者すらいます。

記事は続けて、東京の心臓血管研究所付属病院のアイザワ・タダノリ医師の言葉を引用しています。

「患者の血管を開存させるため、最新の血管ステントや金属メッシュを使いたいのですが、他の多くの医療機器と同様、厚生省が承認しないため使うことができません。最新のステントの安全性は海外ですでに十分に検討されているにもかかわらず、日本では承認を受けるまでに長い時間が必要なのです」

日本では先進医療はほとんど受けることができない……。この指摘は事実なのでしょうか。私はほんとうだと思います。私自身、同じような話をいくつも知っています。

一例として、ロータブレーターの問題があります。これは、心不全の原因となる動脈の詰まりを回転刃で削り取る装置で、外科手術に代わる方法として、アメリカでは七年以上も前から使用されています。心臓を開く手術がたいへんな苦痛を伴い、かなりの費用がかかることを考えれば、ロータブレーターは夢のような装置です。

日本でも、ようやく一九九七年に承認された後、翌年の一九九八年に保険適用の対象になりました。しかしそれまでは、動脈硬化や心筋梗塞、狭心症などの患者さんたちは高額な外科手術に頼らざるをえなかったのです。

医療機器に関する厚生省の認可・承認制度や健康保険の適用決定に関わる複雑なプロセスには透明性が欠けていると多くの人が指摘しています。たとえば、厚生省は製品の承認後、標準的には四か月で保険適用とすると公表していますが、実際には一年以上も遅れているケースが少なくないと言われています。

HIMA（全米医療機器製造者協会）に所属する知人によれば、二年程度待たされることもざらにあるということです。いまだに血管ステントの多くは保険の適用待ちの状態なのです。最近は規制緩和や「外圧」のおかげでかなり改善されてきているとはいえ、まだまだこの制度には改善の余地が大きいようです。

一方、アメリカでは規制の対象にすらなっていない製品が、日本では立派な医療機器として扱われているのを知って、びっくりさせられたことも一度や二度ではありません。聴診器や舌圧子（喉の状態を見るために舌を押さえつけるへら）などがその例です。

高い薬剤費率

フォーブス誌の記事は、医薬品問題にも触れています。日本の病院や医院に通うと、患者が「薬漬け」にされるとはよく言われることです。日本では約三〇兆円の国民医療費に占める薬剤費の比率が三〇パーセント弱にものぼるのです。アメリカではだいたい一〇パーセントにすぎません。

日本ではなぜそんなに比率が高いのでしょう。薬の値段自体がアメリカと比べて高いのでしょうか。いいえ、同じ薬の単価で比較すればさほどの違いはありません。

問題はやはり、公的医療制度にありそうです。厚生省が中心となっている薬価制度。その意義をもう一度、考えてみる必要があります。

現在の薬価制度では、医師が処方する薬にそれぞれ公定価格が定められていて、病院は患者にどんなに高い薬を処方しても、医療保険から薬代を受け取れます。実際には病院は公定価格よりも安く業者から仕入れていますので、その差は病院の儲けになります。これがいわゆる「薬価差益」で、薬漬けや薬剤費膨張の元凶と非難されてきました。

そこで厚生省は、薬価差益縮小の名目で、医薬品の公定価格を大幅に引き下げてきました。一般庶民にとっては、ありがたい話です。

しかし製薬会社は、これに対抗するため、実用的な価値が疑わしいような薬まで高価な新薬として商品化し、次々と厚生省に申請してきました。一方、厚生省もこうした画期的ではない新薬に高い価格をつけてきました。そのため、薬価全体の切り下げにもかかわらず、薬剤費は増える一方なのです。

まるで厚生省と製薬会社の「ゲーム」で市場が操作されているようではありませんか。

医薬アナリストのオウミ・ミツオ氏はフォーブスの記事の中で、「この制度のせいで、日本の医薬品市場は一般の自由なマーケットと大きく異なるものになった」と述べています。

そもそも日本では、製薬会社への行政の影響力が強すぎます。厚生省の一九九六年の調査によると、厚生省を退職した後二年以内に製薬会社に再就職した人が、一九八五年から一九九六年までの間で四五人にのぼりました。二年以上たってから製薬会社に就職した人の数は調査に含まれていないので、天下りした人の数はもっと多いでしょう。そのような関係にありながら、厚生省はほんとうに公正な立場で製薬業界を監督することができるのかどうか、ひじょうに疑問です。

ジェネリック薬が普及しない理由

ジェネリック薬の問題を考えてみましょう。「ジェネリック薬」とは、ごく簡単に言えば「ノー・ブランド薬品」のようなもので、アメリカでは広く普及しています。大手薬品会社が製造する薬と違い、派手な宣伝を行うわけではありません。しかし、化学的な成分はブランド薬と同じ。成分が同一である以上、治療効果も同じと認められています。

ウィスキーに例えて考えてみましょう。ウィスキーにはさまざまなブランドがあり、味にも香りにも、ブランドによって微妙な違いがあるでしょう。しかし、主成分はあくまでもアルコールであり、その効果に違いはありません。

ブランド薬とジェネリック薬の違いも、同様に理解することができます。ただ、ウィスキーの場合は主成分の効果より味や香りが重要なわけですが、薬の場合に問題となるのは味でも香りでもない。あくまでも、化学的成分の効果です。その意味で、ブランド薬とジェネリック薬は、まったく同じものと言いきることができます。

アメリカのスーパーマーケット・チェーンやドラッグストアの薬品売り場では、ジェネリック薬に独自のブランド名をつけて、成分が同じブランド薬と並べて売るのが一般的です。ただし、価格はブランド薬と比べ、かなり安く設定されています。アメリカ人は総じて合理的ですから、「成分も効果も同じなら、当然、安いほうがいい」と考えて、ジェネリック薬のほうを購入します。

ところが日本では、製薬会社からの反対も強く、ジェネリック薬が普及しません。日本の製薬会社は、新聞に派手な一面広告まで出して、「ジェネリック薬はブランド薬に対して安全性が劣る」と宣伝しています。根拠はどこにあるのでしょう。

バンコマイシンという、よく知られた抗生物質があります。アメリカでは、バンコマイシンのジェネリック薬はわずか七〇〇円ほどで手に入ります。しかし、日本であなたが病院へ行ってこの薬を注射してもらうとしたら、おそらくその薬の価格約一万円の何割か（サラリーマンなら二割）を窓口で支払うことになるでしょう。

往々にして、看護婦に注射を命じたり、処方箋を書く医者たちは、そんなことは気にしません。彼らにとって患者の懐具合などはどうでもいいことなのかもしれません。患者の負担能力には関係なく、処方した薬の代金はほとんどが公的保険によってカバーされるため、どんな高価な薬を使おうと「代金未回収」の不安がないからです。むしろ、高価な薬を使えば使うほど、医者の懐が潤う仕組みになっています。

ここで、大きな疑問が湧いてきます。私たちは、ちょっとした鼻風邪をひいて医者にかかるだけで、何種類もの薬を処方されます。痛くもない喉の薬から、高熱を発したときのための強力解熱剤、はては感染症を防ぐという名目で抗生物質まで処方されます。しかし、いちいち高価な抗生物質が処方されるのは、ほんとうに医学的な必要があってのことなのでしょうか。

アメリカにも、他のほとんどの先進国にも、日本のように高価な薬を使うほど病院や医者が儲かる仕組みはありません。安い薬で十分だと思えば、それを使うのが普通です。ことに抗生物質の場合、診療した段階で不要だと思えば、絶対に処方することはありません。抗生物質は、細菌による感染症にはたしかに効果がありますが、使いすぎると耐性菌が生まれて、いざというときに効かなくなるという危険があるからです。

ジェネリック薬がいつまでたっても普及しないことといい、抗生物質の濫用といい、私のような外国人には理解不能なことばかりです。どうして日本ではこのようなことが公然とまかり通っているのでしょう。厚生省から天下りした製薬会社の役員たちが、自社の利益のために一生懸命、働いているからでしょうか。

日本では、医者と製薬会社との関係にも大いに問題がありそうです。日本の医者が、診療以外に収入源をもっていることはよく知られています。たとえば、出張の際のホテル代、交通費、遊興費その他に加えて、高価な贈答品などを医薬品や医療機器の会社からプレゼントされることが多いのです。

東京在住の日本人の友人に医療経済の専門家がいます。この友人の報告が、最近、アメリカでもっとも権威のある医学専門誌『ニューイングランド・ジャーナル・オブ・メディスン』に掲載されました。それによると、日本の医者の診療外の所得は、総計でなんと三八九〇億円にも達するといいます。

薬品業界と、それを監督指導するはずの厚生省が密接に結びついている。さらに、医者や病院が薬品会社や医療機器メーカーから多額の診療外報酬を受け取っている。このような構図にあってなお、患者の権利が製薬会社や病院の利益より重視されていると考えるのは、どう見ても楽天的すぎるでしょう。

不便な処方薬のルール

ところで日本では、一部の市販薬を別として、外来で薬をもらうにはいちいち医者の処方箋が必要です。通常、一回の処方で出してもらえる薬は二週間分まで。薬が切れたら、もう一度、診察を受け、処方箋を書いてもらわなければなりません。

この処方箋について少し考えてみましょう。

外国ではどうでしょうか。外国でも、医者の処方箋がなければ買えない薬はたくさんあります。しかしアメリカやカナダ、オーストラリアでは、日本と比べて、処方期間はずっと長いのが普通です。一度、処方箋をもらえば、薬が切れても一、二回は同じ処方箋で薬を補充することができます。

たとえば、高血圧のために毎日、降圧剤を飲まなければならない患者がいたとしましょう。かかりつけの医者は、その患者の病状をよく知っています。よほどのことがないかぎり体調が急変しないこともわかっています。こんな場合、医者は診察の後、三〇日分の降圧剤を処方します。しかも、初回分に加えてさらに「補充二回」と処方箋に書き入れておくことができるのです。

患者はその処方箋をもって薬局へ行き、まず三〇日分の薬を買います。一か月たって薬が切れても、処方箋をもらうために医者の診察を受ける必要はありません。薬局で補充分を買えばいいだけです。薬局では補充回数をきちんと記録していますから、三回以上、補充することはできません。したがって自動的に、医者の診察を受けるのは三か月ごとということになります。

こうしたシステムなら、患者はいつでも自分の都合のいいときに薬局に寄って薬を補充することができます。いちいち医者に診てもらう必要がないから、診察代がかさむこともありません。

もちろん、そうした処方を受けるためには条件があります。病状の安定した慢性病などで、かかりつけの医者がその患者をよく知っていること、よほどのことがないかぎり病状が急変する心配はなく、三か月に一度、診察すれば十分と考えられることなどです。

一方、抗生物質や痛み止め、一回かぎりの薬などでは、このような補充が許されることはほとんどありません。睡眠薬も、二、三日分以上処方することはまずありません。患者が睡眠薬自殺を図る恐れがあるからです。もちろん麻薬にあたる薬についても、補充は法律で禁じられています。

日本で短期間しか使えない処方箋しか認められていないのは、服薬ミスや中毒の危険を案じてのことかもしれません。しかし、アメリカで行われているように、薬の種類を制限したり、担当医が患者の病状をしっかり把握していれば、さして問題はないはずです。「患者の安全のため」と言えば聞こえはいいけれど、診察を受けるたびに診察料や処方箋料がかかることを考えると、患者さんに不便を強いるこのシステムを厚生省は再考すべきではないでしょうか。

「抗生物質信仰」の危険

薬と言えば、忘れてならないのが抗生剤の問題でしょう。日本は抗生物質の使いすぎで世界的に有名な国です。これもうがった見方をすれば、抗生物質が病院にとって「儲けのよい薬」であるためかもしれません。

日本で風邪をひいて病院を訪れた外国人は、誰でも驚いたはずです。日本の医者が、じつに簡単に抗生物質を処方するからです。ちょっとした鼻風邪でも、「念のために……」など言いながら、安易に抗生物質を与えます。

患者のほうも、抗生物質と聞けば無条件でありがたがるところがあります。「抗生物質さえ飲めばすぐ治る」といった、ほとんど信仰に近い思い込みがあるようです。たいした熱もないのに、医者に向かって抗生物資の処方をおねだりする患者だって少なくありません。

抗生物質信仰は、一九二八年のペニシリンの発見から始まったのでしょう。たしかにペニシリンは、それまで不治の病とされていた結核に劇的な効果を示しました。結核ばかりでなく、さまざまな細菌性の感染症に対してきわめて効果的な薬であることは間違いありません。

しかし、抗生物質はけっして万能薬ではありません。たとえば、風邪には直接効きません。インフルエンザにも効きません。細菌ではなく、ウィルスが原因だからです。抗生物質が威力を発揮するのは、風邪やインフルエンザがもとで、中耳炎や気管支炎、肺炎など、細菌性の感染症を併発したときだけであり、いくら強い抗生物質を飲んだところで、風邪そのものが治るわけではないのです。

日本の医者が「念のために……」と言い訳しながら風邪の患者に抗生物質を処方するのは、感染症を心配してのことでしょうが、ほんとうに患者の身体を思うなら、現実に感染してからでいいはずです。患者のほうが抗生物質をほしがっても、逆に抗生物質のリスクをしっかり教えて、たしなめるべきでしょう。

なぜなら、抗生物質は両刃の剣だからです。これを濫用したり、不適切に使用すると、耐性菌を出現させる原因となります。

あなたはＭＲＳＡ（メチシリン耐性黄色ブドウ球菌）について耳にしたことがありますか。ＭＲＳＡとは、抗生物質に抵抗性のある菌の変種のことであり、おもに抗生物質の使いすぎが原因で発生します。菌やウィルスというものは、環境に応じてどんどん性質を変え、叩かれれば叩かれるほど抵抗力を増すことができるためです。

多くの病院で認められているＭＲＳＡ感染は、とくにたちの悪い院内感染です。ＭＲＳＡに感染すると、ほんとうに強力な抗生物質が必要なとき、その薬が効かないことになってしまいます。当然、治療も入院も長引きますし、ときには死ぬことだってあります。

一時は、ＭＲＳＡの特効薬と呼ばれる抗生物質もありました。しかし、今ではその薬に対しても耐性をもつ菌が現れ始め、徐々に効かなくなってきています。ぞっとするような話です。

そのため、アメリカなどでは、耐性菌を生じる恐れのある薬の使用には厳しい制限が設けられています。ほとんどの病院で、抗生物質の使用に関するガイドラインを発行し、専門家の許可がなければ使用できないのが普通です。薬の価格が安いからといって安易に多用することはできないのです。

ところが日本では、キャンディでもプレゼントするような調子で、いとも簡単に処方されています。抗生物質の使用を制限したり、モニターしている病院もほとんどありません。ある病院では、医療スタッフにガイドラインを配ったものの、結局は配りっぱなしで、それがどの程度、守られたのかをモニターすることもありませんでした。

日本でたいへん評判のいいある病院が、無菌手術の際に予防的に抗生剤を使用した事例一二〇件について調査したところ、アメリカの疾病対策センター（CDC）が定めた「適性な抗生物質使用のための基準」に適合するケースはほとんどなかったと聞きます。多くの場合、抗生物質の選択が間違っていたり、投与量や投与時期が不適切でした。

もちろんCDCの基準自体がほんとうに妥当かどうかという議論はあるでしょう。しかし、それにしても日本国内にそれに代わるガイドラインがいっさいないのでは、比較する術もありません。医者によって、薬の使い方がばらばらなのも無理からぬ状況です。

もし、あなたが何の感染症にもかかっていないのに、医者や看護婦が抗生物質を投与しようとしたときは、その抗生剤が治療のためなのか、単に予防のためなのかを尋ねてみることです。そして、もしその薬が予防のためだというなら、どんな病気を予防することが必要なのか、さらにその病院では感染予防のための抗生剤の使用について、どのようなガイドラインを定めているのか、詳しい説明を求めるべきです。

患者からのこうした質問に対し、明確に答えられないような医者は、抗生物質に関する知識が貧弱だということです。

「服用指示」の誤り

そもそも、医者や病院スタッフが「薬について何でも知っている」と考えるのは、ひじょうに危険な誤解です。

私自身の体験をご紹介しましょう。私はコレステロール値が少々、高いため、ある病院に行って診てもらったことがあります。

まずは血液検査。続いてコレステロールのレベルが調べられ、投与する薬が体質に合っているかどうかの検査も受けました。結果、その薬の禁忌事項に該当する要素はないことがわかり、処方箋をもらって薬局へ向かいました。

まずこの段階で、いつもながらアメリカとの大きな違いを感じました。アメリカでは、こういった薬は、間違って開封することを防ぐため、タンパープルーフのプラスチック容器に入っているのが普通です。ところが、この薬局では、ごく普通の紙封筒である薬袋に入れて渡されました。

さて、薬を受け取った私は、薬袋に書かれた服用指示にじっくりと目を通しました。それによれば、服用は「毎朝食後一時間以内」となっていました。ここで重大な疑問が湧いてきました。以前、私が調べた本に、「この薬は夕食後に服用するほうが、朝食後に服用するよりずっと効果的である」と書かれてあったことを思い出したためです。さらに「この薬の投薬ミスは、たいてい夜に投与しないために起こる」と書いてあったような気もしました。

さっそくインターネットで調べてみました。やはりその薬は、夜、服用するといちばん効果的であることがわかりました。薬の処方指針に関する日本の参考書にも、同じことが書いてありました。

もし、アメリカでこの薬を処方されたとしたら、おそらく容器には次のように表示されていたでしょう。

この薬は、コレステロール値を下げて、心不全を予防するためのものです。妊娠中や授乳中の人は服用しないでください。

この薬は夜、就寝前にお飲みください。食事中に服用してもかまいません。現在服用中の薬（たとえ処方箋が必要ない大衆薬であっても）と作用し合うことがありますから、他の薬を服用している場合はかならず医師に相談してください。

この薬を服用するとともに、コレステロールの少ない食事を心がけてください。

悪心、嘔吐、発疹、下痢などの副作用が出ることがあります。このような症状が出た場合は、医師か薬剤師の指示に従ってください。不快感や発熱を伴う筋肉の痛みや筋力の低下があった場合は報告してください。

しかし、私が受け取った薬袋には、このような情報はいっさい書かれていませんでした。もちろん窓口での支払いには診察料（英語ではコンサルテーション料）が含まれていましたが、診察した医師から薬についての説明はありませんでした。薬局で薬を受け取るとき、三〇秒ほどのごく簡単な指示を受けただけです。日本ではこれが普通のようでした。

他の先進国に比べ、日本では病院で薬を出されることがひじょうに多いのですが、その薬の詳しい説明書まで一緒に受け取ることはほとんどありません。外来の場合、知らされるのは、せいぜい薬の名前といつ服用するかということだけです。場合によって、「服用すると眠くなることがあります」とか、「食事と一緒に服用してください」という簡単な注意が加えられることがありますが、いずれにしても教えてもらえる情報はきわめてかぎられたものです。入院患者にいたっては、薬の名前や目的、よくある副作用さえ知らされていないことがあります。

薬を処方した医者から、直接、説明を受けることができない。率直な質問をぶつけることもできない。その薬がほんとうに必要なものなのか、どの程度、効果があり、どんな副作用があるかもわからない。ほかに選択肢があるのかどうかさえわからない……。

おおかたの日本人患者は、それでも文句を言わず、不安を感じることもなく、素直に与えられた薬を受け入れているようです。私のような疑り深い人間は珍しいのでしょうか。しかし、そんなことでは、処方ミスや投薬ミスがあっても、気づいたときには手遅れになってしまいます。

第三章

「患者不在」の日本の病院

「患者中心の医療」とは

欧米の医学界で今、注目を集めているコンセプトに「患者中心の医療」、あるいは「患者の立場に立った医療」があります。これは、日本でもぜひ広めていきたい概念です。しかし日本の医療は、残念ながら、その対極にある立場、すなわち「スタッフ中心主義」で営まれているように思えてなりません。

たとえば、ＮＩＣＵ（新生児集中治療室）の面会時間についてです。日本では、多くの病院でＮＩＣＵの面会時間を制限しています。たいていは午前中一時間と夕方の一時間程度。じつの父親ですら、それ以外の時間には我が子と面会することができません。どうしてここまで制限されなければならないのでしょう。

理由は明白です。病院のスタッフたちが見舞い客の受け入れに熱心ではないからです。見舞い客は通路をふさぎ、スタッフを質問攻めにします。一日中、病院内を大勢の見舞い客がうろうろしているなど、忙しいスタッフにとっては迷惑このうえない話です。面会時間の制限は、彼らスタッフの便宜を図るために考え出されたものです。

しかし、アメリカの病院では通常、そんな制限はありませんが、若干の例外はありますが、NICUには二四時間、入室が可能です。カナダでも、オーストラリアでも同じです。これらの国々の病院は「患者中心主義」に基づき、できるだけ患者や家族の要望を受け入れようとします。

もちろん、面会客が多ければスタッフたちの仕事に支障が出るのは、どの国のどんな病院でも同じです。そんなことは承知のうえで、病気の赤ちゃんや未熟児が両親とともに過ごす時間のほうをより重視しているのです。

私がとくに気に入っているのは、アイオワ大学病院などで採用しているスタイルです。アイオワ大学病院では、家族は二四時間いつでも入院中の子どもに面会できます。父母や兄弟はもちろん、父母が許可した人はいつでも面会できるのです。駐車場にクルマを置いてから、NICUの新生児ベッドに着くまで、一度も着替えを求められることはありません。これは、全米で普通に見られる光景です。

外来者が普段着のまま赤ちゃんに面会したとしても、通常、赤ちゃんの生命に危険が及ぶことはありません。特別なリスクファクター（危険因子）がある赤ちゃんにかぎり、隔離されたり、適当な予防措置がとられることはありますが、ごく稀です。

「お役所」のような日本の病院

そもそも、日本の病院では開院時刻からして融通が利きません。真冬の寒い朝ですら、午前八時の開院時刻を待って、患者さんが医院の玄関前に立っています。こんなことが許されていいはずはありません。病院を訪れるのは、すでに身体の弱った人たちなのです。すべての患者に対して、決まった時間を強制する。これは、日本の病院システムの象徴です。決まった昼食時間の強制。決まった消灯時間の強制。決まった面会時間の強制……。いくらでもあります。患者一人ひとりの体調も、日ごろの生活習慣も、家族の事情も、いっさい考慮されません。すべて、病院側の都合です。

病院のなかにはミニマリスト（最小限主義者）を決め込んで、法律や規則で決められた最小限の処置しかしないところさえあります。まるでお役所です。

一般の日本人はご存知ないかもしれませんが、私も含め、ほとんどの外国人は定期的に入国管理局に出向かなければなりません。滞日ビザを更新するためです。ところが、この入国管理局の職員たちは、全員いっせいに昼休みをとるのです。正午からぴったり一時間、窓口は閉まってしまいます。

窓口を訪れる者の立場を考えてみてください。仕事をもつ人なら、昼食時間を利用して手続きをすませたいのが普通でしょう。ところが、入国管理局の窓口はしっかりと閉ざされている。ここでは、職員のランチタイムは「神聖かつ侵すべからざるもの」と考えて、あきらめるしかありません。

しかし、銀行やスーパーマーケットがお昼に一時間の休みをとることなど想像できるでしょうか。交代で抜け出してお昼を食べるのが常識ではないですか。

入国管理局の職員は、もちろん「公務員」です。公務員とは、公僕だったのではありませんか。ところが、彼らが「公僕」として仕えるべき住民の利益はまったく顧みられていません。

病院の硬直した時間管理にも、私はよく似たものを感じます。二時間待って、初診がたったの五分。三日後にまる一日つぶして検査を受け、一週間後にまた二時間待って検査結果を聞く。患者はそのたびに仕事を休んだり、子どもを誰かに預けたりしなければなりません。

そもそも病院を訪れるのは、身体に不調があるからです。一刻を争う重病人もいます。

そういう人たちを何時間も待たせたり、何度も足を運ばせたりするのは、拷問に等しい行為です。

本来なら、医療機関こそ、銀行やスーパーマーケットにも増して、利用者の便宜を図るべきではないでしょうか。時間の面でも、もっとフレキシブルに、たとえば勤め人や学生のための夜間クリニックなどが開設されてもいいはずです。

アメリカやヨーロッパの病院と比べ、日本の病院はあまりにも保守的で、閉鎖的です。はっきり言って、遅れています。そして、患者をないがしろにした「スタッフ中心主義」には、目にあまるものがあります。日本の病院では患者がバカにされている。そう感じるのは私だけでしょうか。

誰のための病院か

しかし、お役所同様、病院の体制も簡単には改善されそうにありません。患者自身が認識を改め、厳しい批判や選択の目を光らせることによって、改善をうながしていくしかなさそうです。

病院はあくまでも患者のためにあるということを、まずは日本の皆さんにしっかり認識していただきたいのです。医者やスタッフに遠慮することはありません。自分の意思や希望や疑問を、病院側にきちんと伝えましょう。そうでなければ、主治医や看護婦とよい関係を保つことはできません。

いつも気になることですが、日本の病院では、患者に対するスタッフたちの態度が敬意を欠いています。患者が高齢の場合、看護婦や他のスタッフがまるで幼児でも扱うような態度で接することもあります。立派な大人が幼児語で呼びかけられれば、不快に感じるのは当然です。そんなときは、対等な大人として扱うようにはっきり要求すべきです。

担当医にもっと病室まで来てもらいたいなら、そう申し出てください。主治医なら毎日、少なくとも一度はベッドを訪れるのが当然だし、病状によってはもっと頻繁に様子を見るべきです。よい医師なら、かならずそうします。

もし、あなたと担当の看護婦がうまくいかないときは、本人に直接、自分の気持ちを伝えるのがいちばんよい方法です。一度は自分の口から、不満や要求を具体的な言葉にして伝えなければなりません。それで解決できないときは、主任や婦長に相談します。

「痛み」だって、かならずしも我慢する必要はありません。痛みについては、患者と医療スタッフの考え方が往々にして異なり、医者のなかには、鎮痛剤の処方を嫌う人もいます。看護婦が忙しくて、なかなか相手にしてもらえないこともあります。

「手術の後は誰だって痛むんですよ」

「しばらくの間だから我慢してくださいね」

しかし、痛みの感じ方は人それぞれに違います。同じ病気で、同じ手術を受けたとしても、ある人は比較的、楽な術後を過ごし、別のある人は耐えがたい苦痛を感じます。もし、あなたが痛みをあまり我慢できないたちだと思うなら、「病気なんだからしょうがない」などとあきらめず、スタッフに訴えるべきです。

医者や看護婦に迷惑がかかるなどと心配するのは筋違いです。痛みを軽減するのも彼らの仕事です。痛みがとれればその分、回復も早いのですから、我慢するのは賢いことではありません。

アメリカでは、政府が術後痛の対処法について無料のガイドブックを出しています。フリーダイヤルの番号に電話をすれば、誰でも簡単に手に入れることができます。また、一定の制限はあるものの、患者自身が痛み止めの点滴の速度をコントロールすることも可能です。自分でボタンを操作することで、痛みがひどいときには点滴量を増やすことができるのです。この装置には安全機構がついているので、誤って過剰投与する心配はありません。我慢できない痛みに苦しむ末期のガン患者などにとっては、中毒の危険などほとんど意味がないでしょう。痛みを感じるたびに、いちいちナースコールのボタンを押して待つよりは、自分で調節できるほうがどれほど楽かわかりません。

なぜ禁煙にしないのか

私がつねに「スタッフ中心主義」として批判し、そのおかげで私自身が批判の対象になってしまうのが、タバコの問題です。

日本には「全館禁煙」となっている病院がほとんどありません。これは、だいたいにおいてスタッフの反対によるものです。もちろん患者さんたちの反対もあるでしょうが、そもそも日本の病院は患者の希望をそれほど重視するところではありません。

私のよく知っている病院では、約一六〇〇名のスタッフの四分の一が「全館禁煙」に反対したといいます。スタッフの個人的な嗜好により、結果的に患者さんや見舞い客、そしてスタッフ自身を喫煙の害から守ることに反対しているのです。

また、同じ調査で四〇パーセントのスタッフが「どちらでもかまわない」と答えています。これも私には驚きです。患者の命を預かる病院スタッフが、患者さんを有害なタバコの煙にさらすことに対し、かくも無関心でいられるものでしょうか。

ちなみに、その病院のスタッフのほぼ一割は「タバコなしでは、まともに仕事ができない」と答えています。彼らにとって、健康的なライフスタイルなどは二の次、三の次なのでしょうか。

そのようなスタッフは、職場内での喫煙を、社会から認められた「個人の自由」のように勘違いしているかもしれません。しかし、喫煙こそは予防可能な死亡原因の代表例であり、明確な健康問題です。

病院が病気や死を防ぐためにあるということを、病院スタッフは絶対に忘れてはいけません。院内で患者や見舞い客、そしてもちろんスタッフたちの喫煙を許すということは、病院の使命に反することなのです。

タバコ好きのスタッフたちは、「喫煙コーナー」を設けて喫煙できる場所を制限すれば、問題を解決できると考えているようです。彼らは、「病院が医療によって得た報酬を用いて、人体に対して明らかに有害な嗜好のためのスペースを提供すべきだ」と本気で考えているのでしょうか。

しかし、病院内でのスタッフの非健康的な習慣を許しておきながら、いかにして病院は病気に立ち向かおうというのでしょうか。看護婦や検査技師の指先からタバコのにおいがしたとき、肺ガンの患者さんはどういう気持ちになるでしょう。病院は、ガンで亡くなる患者さんをどのように見送ればいいのでしょうか。

アメリカをはじめ、他の先進国ではもう何年も前からタバコはいっさい許されていません。病院の廊下で、椅子に腰をかけて点滴を受けながらタバコをくゆらせている患者を目にするなど、外国人にとってはただただ驚きです。まるで大昔に逆戻りしたような気分です。

なぜ日本の病院では、喫煙についての考え方がこれほど遅れているのでしょう。私の見るところ、日本ではまだ喫煙がさほど深刻な問題だと受け止められていないようです。厚生省も「病院内での喫煙」に対しては、いっさい言及しようとしていません。

一九九八年二月、厚生省は「喫煙の害についての調査を行う」と発表しました。「喫煙に由来するとされる疾病が増加する懸念があるから」というのがその理由ですが、冗談ではありません。喫煙の害については、欧米ではすでに十二分に研究し尽くされています。明らかに有害だという結論が出ているのです。

同じ厚生省が、一九九三年にはこう発表しています。「喫煙に起因する若死による逸失利益や医療費は毎年推定計四兆円に達する」と。新聞報道ではその数字は控えめに過ぎると論評されており、実際にはもっと大きな数字になることが確実なようです。

これも、日本の官僚主義の一つの典型なのかもしれません。行動が必要なとき、彼らはいつも口にします。「調査します」と……。決断が必要なときにも「調査します」。事実が明らかであっても「調査します」。制度を変える政治的意思がない場合にも、やはり「調査します」……。

しかし、あなたには患者として、あるいは患者の家族として、病院に対し、煙害のない環境を要求する権利があるし、それを要求して当然です。病院スタッフがいかに消極的であろうと、そうした姿勢を許したり、無関心を装ったりしてはいけません。

「日本の病院はまるで五〇年代のよう」

日本の厚生大臣にあたる、アメリカのサリバン保険福祉省長官が、一九九〇年に来日しました。そして、日本の病院を視察した帰途、記者たちにこんな言葉をもらしたといいます。

「まるで五〇年代の病院のようだったよ」

日本の皆さんにとっては不愉快な発言かもしれませんが、外国人のなかには思わずうなずく人が多いはず。建物の第一印象からしてよくありません。

日本の病院の建物は、たいてい白い長方形で、直線的で、無機的です。デザインにほとんど個性がないため、つまらない公共建造物と区別がつきません。最先端の医療を行っているという信頼感も、患者を温かく迎えてくれるという安心感も得られません。

一歩、内部に入れば、さらに悲惨です。玄関ホールには、絵も、彫刻も、カーペットも、観葉植物もありません。窓が狭いから、空さえ見えません。とにかく、訪れる人の気持ちを明るく、楽しくさせてくれるような工夫がいっさいないのです。

「病院は、病気を治してもらう場所なのだからしょうがない」

こんなふうに思う人もいるかもしれません。しかし本来、病院だからこそ工夫が必要です。病気で苦しんでいる人が助けを求めて訪れる場所だからこそ、明るく、温かく迎え入れるべきです。「癒し」の環境であるべきなのです。

アメリカの病院、ことに最近一五年間に建てられた病院の建物は、多くがひじょうに創

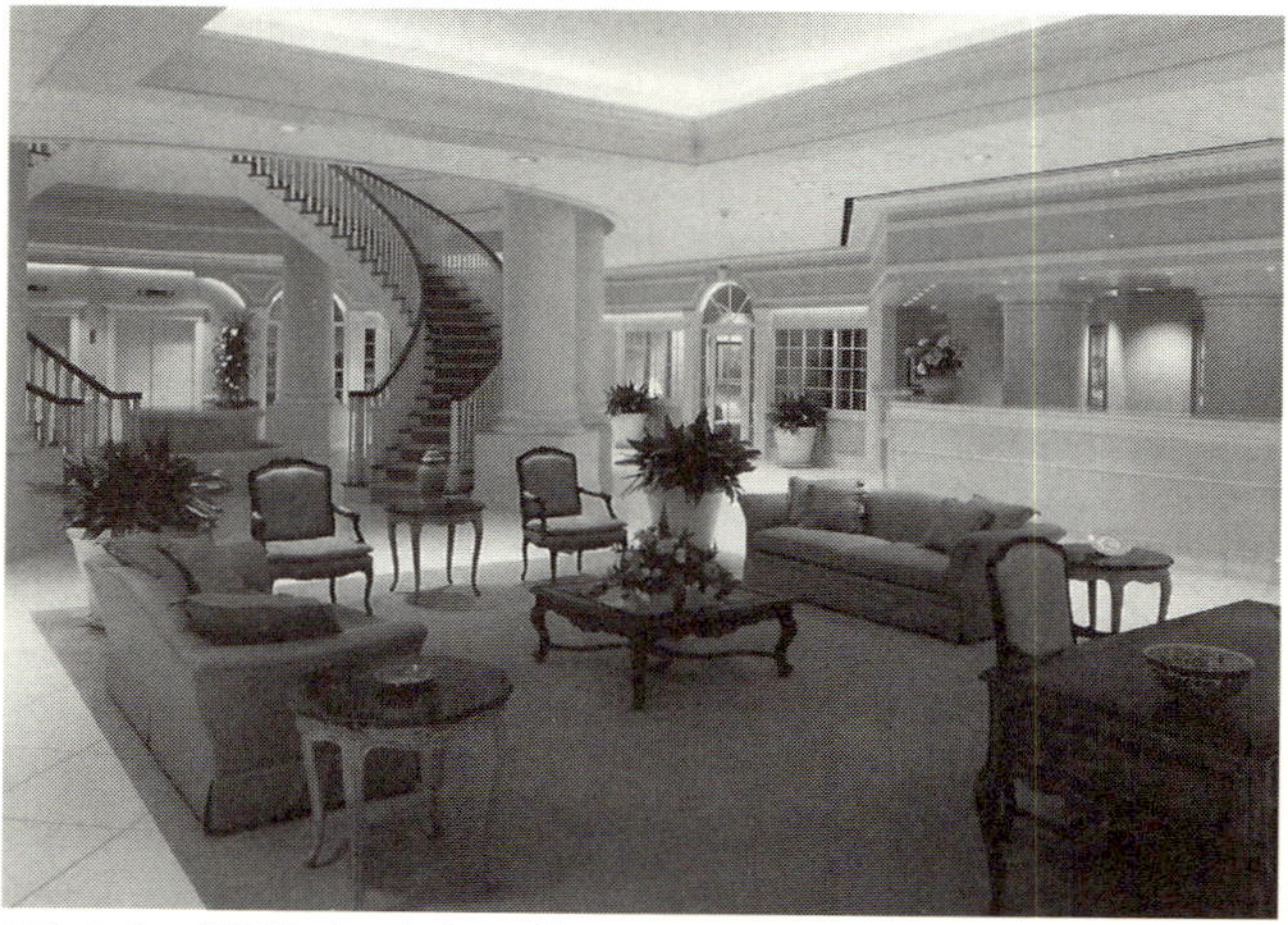

エルムウッド病院（ルイジアナ州メタリー）のロビー。魅力的な待合室には、すぐれた医療を提供しようとする病院の姿勢が現れています。
©Alan Karchmer

造的なデザインです。最先端技術の研究所を思わせる設計であったり、ホテルやリゾートセンターと見まがうばかりだったり……。

古い角張った建物は、カーブや曲線の多いやさしいデザインにどんどん建て替えられています。今や、病院が建築デザインのコンペで優勝する時代です。

病院だからといって白一色などということもありません。明るいパステルカラーの壁に大きな窓。さらに天窓や吹き抜けまであって、ロビーは光にあふれています。もちろん待合室には全体にきれいなカーペットが敷かれ、大きな鉢植えの植物や芸術作品が配置されています。

シアトルのスウェーディッシュ・メディカル・センターのように、待合室や患者の家族のためのスペースを、患者グループにデザインさせる病院も珍しくありません。

最近では、アメリカに行ったことのある日本人がだいぶ増えました。しかし、アメリカの病院を訪れた経験のある人は、あまり多くありません。私が語る、こうしたアメリカの病院の様子を「特殊な病院のケースだろう」と思われる人もいるかもしれませんが、そうではないのです。

日本にも、「癒し」の環境を重視する考え方を理解している医療関係者は数多くいますし、実際にデザイン面に配慮して建てられた病院もあります。しかし、その数はまだまだ少ないのが現状です。

病院が機能的であることと、明るく感じがよいことは、けっして矛盾するものではありません。保険福祉省のサリバン長官が指摘した問題などをふり返りながら、日米間の違いをもう少し見ていくことにしましょう。

病室は兵舎レベル!?

サリバン長官は厚生省の高官との会話のなかで、日本人の平均入院期間がおそらく地球上でいちばん長いことに気づいたのではないでしょうか。患者の入院期間と病院、とくに病室の設計は無関係ではありません。

アメリカでは、日本と比べて入院期間がずっと短いため、一人の患者が入院中に別の病室に移るということは、まずありません。だからこそ、病室の設計にあたっては、患者の過ごしやすさ、心地よさをとても配慮します。

患者の立場から考えた「よい病室」とは、まず第一に、室内環境を自分で調整したり、管理したりできることでしょう。照明や室温、音などは、できるかぎり患者が自分で調節できるようにしたいものです。暑さ寒さの感覚は人それぞれだし、就寝時間も起床時間も個人個人で違うからです。照明やエアコンのコントローラーは、ベッドサイドにまとめて設置されるのが自然です。

くつろいだ気分で治療に専念するためには、最低限、病室から外が見渡せるようでなければなりません。窓から見える景色が、緑あふれた美しい自然や庭園なら最高です。

さらに、室内の色調やインテリアが患者のストレスをやわらげるようデザインされていることが必要です。アイオワ大学病院などでは、患者が自分の好みに応じて、分厚いカタログのなかから、病室を飾る絵画やポスター、写真などを選ぶことができます。日本の典型的な病室と比べてみれば、考え方の違いは一目瞭然でしょう。

そして、もちろん忘れてならないのがプライバシーの問題です。日本の病院でごく一般的な四人部屋など、最近のアメリカの病院ではまず見かけません。アメリカでは患者の約半数が個室を選び、残りの大半は二人部屋に入ります。

四人部屋や六人部屋、ましてや八人、一〇人部屋など、アメリカや他の先進国では遠い歴史の遺物です。サリバン長官などは、日本の病室を見て、昔の軍隊の兵舎を思い出したのではないでしょうか。

しかも、そうした多人数部屋では、各ベッドがぺらぺらのカーテン一枚で仕切られているのが普通です。ベッドとベッドの間隔はきわめて狭く、手を伸ばせば隣の患者に触れることができるし、隣の患者が咳でもしようものなら、間違いなくウィルスや細菌があなたの鼻先まで飛んでくるでしょう。プライバシーの確保どころか、院内感染の危険にあふれているのです。

日本の病室をあたりまえのものだと思っている日本人が、アメリカの病院に入院したら、まるでホテルにでも泊まっているような気分になるのではないでしょうか。事実、アメリカやカナダ、オーストラリアの病室は、快適さの度合いにおいて、ホテルの客室に相当します。枕元には電話もあるし、ベッドに寝ながら観られるテレビもあります。もちろん、番組は自分で選べますし、消灯時間など決まっていませんから、眠れない夜は何時までテレビを観ていても看護婦に叱られることはありません。

食事は、いくつかのメニューのなかから好きなものを選ぶことができます。見舞い客があったとき、ゆっくり座って話をするソファもあります。ソファは簡易ベッドにもなりますから、患者の家族が泊まり込むこともできます。病室というものは、見舞い客や、患者の世話をする家族、スタッフの便宜にも配慮されたものでなければならないのです。

そしてもちろん、アメリカの病室には風呂も、シャワーも、トイレも、洗面台もついています。日本ではまだ洗面台すらない病室がありますが、他の先進国では、患者をそんな部屋に入れたら法律違反です。

病室が魅力的なら患者が集まる

元駐日アメリカ大使だった故エドウィン・ライシャワーは一九六四年、日本で暴漢に襲われて入院生活を送ったことがあります。治療の際に日本人の血を輸血され、「これで私は日本人になった」と述べたのは有名な話ですが、じつはその輸血がもとで肝炎に感染してしまいました。

彼はまた、退院後「日本の病院は一週間に一度しかシーツを交換しない」とこぼして、当時の話題になりました。状況はその後、どれほど改善されたのでしょうか。

結論から言えば、大半の病院では、今もシーツ交換は一週間に一回だけです。アメリカの病院では、衛生上の理由から、ホテル並みに二、三日に一度はシーツを替えています。日本の病院では、衛生管理までホテル以下ということです。

理由の一つは、アメリカに比べ入院料が低く抑えられていることです。これでは、たとえすべてのベッドが常時、埋まっていたとしても、病室をよい状態に保つことはできそうにありません。アメリカの病室料は一日約六万円ですが、全額保険でカバーされます。これに対し、日本では、管理料や看護料などを含めた入院料が最高でも一日一万七〇〇〇円弱で、それ以外には、いわゆる差額ベッド料として、一日三、四〇〇〇円が余分に病院から請求されます。しかし、その差額ベッド料の部分は保険でカバーされませんから、病室料としてこれを値上げしようとすれば、患者の負担がますます大きくなるわけです。

ここで指摘したいのが、日本の病院では一人の患者の入院期間が世界一長いという事実です。入院期間が長いために、一日あたりの病室料負担を安く抑えざるを得ず、そのために管理の手が行き届かない。これを是と見るか否と見るかは人によって意見の分かれるところかもしれません。しかし、少なくともアメリカ人なら、違う考え方をするはずです。

「効率的に、効果の高い治療を施し、衛生的で快適な病室で休養すれば、入院期間は短くてすむ。入院期間が短ければ、一日あたりの病室料が少しくらい高くても、さほどの負担にはならない。病院にいるよりは自宅で過ごすほうが楽なのだからストレスも減るし、院内感染の危険からも開放される……」

患者一人あたりの入院期間が短ければ、病院側は次々と患者を確保するため、さまざまな工夫をしなければならないことになります。自然、病院どうしの競争も激しくなるでしょう。不潔で危険な入院生活を一度でも経験した人は、二度と同じ病院に戻ることはありません。家族や友人に勧めることもないでしょう。

だから、どの病院も清潔で魅力的な病室をつくり、病院の選択権をもつ患者をなんとか引きつけようと努力します。かくして、最高水準の病室を提供することが、すべての病院にとって大きな課題となるのです。

空調ダクトがハトのねぐら！

しかし、病院の営業上の理由を別にしても、病室は最低限、清潔で安全であるべきです。これは患者の権利ではないでしょうか。

日本には今なお、薄汚れて、陰湿な感じのする病室がたくさんあります。最近、建てられた病院の病室にはよくできたものも少なくありませんが、依然として、温かみもくつろぎも感じられないような、単調なデザインの部屋が大半です。

もちろん、いちばん問題なのは不潔なことです。病室が汚れていたり、床や壁に血痕があるようなら、看護婦に申し出て、部屋を替えてもらうべきです。それでも改善してもらえないようなら、病院を替えるべきです。

病室に通じる空調ダクトなども、ほとんど洗浄されません。汚れても、ただペンキを上塗りするだけのことが多いので、たいていの場合はカビに冒されています。ハトが空調ダクトをねぐらにし、巣をつくって卵を産み、ヒナを育てているところもあります。夏が来れば、当然、汚物がエアコンの冷気とともに病院中に撒き散らされます。古い病院では、消防法で規定されているスプリンクラーすら完備されていないところも少なくありません。

アメリカなどの病院では、はがれかかった塗装や壁紙、水しみ、パイプやダクト内のカビなどが発見された場合、ほうっておかれることは絶対にありません。患者が入れ替わるたびに、保守点検専門のスタッフが、病室を入念にチェックするのが当然のことと考えられています。

日本人は清潔好きな民族だと言われるのに、どうして病院にかぎって、そうした問題がないがしろにされるのか、私には不思議でなりません。病院こそは、もっとも清潔であるべき場所なのです。

日本人にとっての「清潔」とは?

日本人の「清潔」に関する不思議な感覚は、あらゆるところに見ることができます。たとえば、入院患者が利用する冷蔵庫もその一つです。

日本の病院では、病院スタッフの監督もないまま、大勢の患者が冷蔵庫を共有しています。のぞいてみると、奥のほうには日付表示も製品ラベルもないような食品が、かびだらけのまま残っています。持ち主である患者はとうに退院してしまったのかもしれません。

こんなことは、衛生上の理由からも許されることではありません。アメリカの病院でも、患者用の共用冷蔵庫を用意しているところはあります。ナースステーションの脇に小さなキッチンを用意している病院もあります。しかし、すべての容器に氏名と日付を記入することが義務付けられており、病院スタッフが頻繁にチェックしています。

下駄箱もまた、私にとってはひじょうに興味深いテーマです。日本の病院では、いたるところで下駄箱を目にします。NICUのように、見舞い客やスタッフが下駄箱で備えつけのスリッパに履き替えなければ入れない場所もあります。

おそらく、外界の汚れをそこでシャットアウトし、感染の危険を減らすためなのでしょう。しかし、ついさっきまで誰が履いていたかもしれないスリッパに、しかもその都度、消毒することもなしに履き替えて、それが感染予防になるとはとうてい思えません。

外来者が靴のまま歩けば院内が汚れるという点に関しては、明確に施設管理上の問題です。管理水準にさえ注意すれば、土足で入るホテルやレストランのレベルを下回ることはないでしょう。

下駄箱の前でいちいち履物を替えることには、効用よりも弊害のほうが多いわけです。私がこの問題について話し合った医者や看護婦のほとんどが、「上履きへの履き替えはナンセンスだ」と同意してくれています。

ほんのわずかでも、下駄箱に院内感染を減らす効果があるとする科学的根拠でもあれば、私だって異論を唱えるつもりはありません。しかし、残念ながらそのような根拠が示されたことはないのです。にもかかわらず、多くの病院から下駄箱がなくならないのは、単に古い習慣を変えたくないからと思われてもしょうがないでしょう。

日本の病院でおなじみの電気蚊取りも、アメリカの病室にはありません。もちろんアメリカにも蚊はいます。しかし、病院内を蚊がぶんぶん飛び回るようなことは考えられないからです。

これも、下駄箱と同様、本来は施設管理の問題です。東京や横浜の一流ホテルで、宿泊客が蚊に悩まされたなどという話は聞いたことがありません。もちろん、ホテルの客室に電気蚊取りが置かれることもありません。それなのに、どうして病院では患者が蚊にさされ、一晩中、眠れないという事態が起こるのでしょうか。

網戸に穴が開いているのか、あるいは患者が勝手に網戸を開けてしまうのか、空調が十分でないせいなのか、二重ドアの玄関が少ないせいか……。私にはいまだにその理由がよくわかりません。

しかし、いずれにしても施設管理上の問題であることは明らかです。管理不足を、病室内に電気蚊取りを置くことで安易にカバーしているだけです。足元のおぼつかない患者さんがすり足で歩いたら、電気蚊取りのコードにひっかかって転倒するのではないか……。私は心配でたまりません。

日本の病院視察に訪れたサリバン長官を、厚生省は水準以上の病院に案内したはずです。まさか長官が電気蚊取りのコードに足をとられることはなかったでしょう。下駄箱前で薄汚れたスリッパと履き替える必要もなかったでしょう。

しかし、医者がスリッパを履いて病棟内をパタパタ歩き回ったり、看護婦がかかとを踏みつぶした靴で走る姿は目にしたはずです。さすがに八人部屋は見なくても、カーテンで仕切られた四人部屋は見たはずです。天井の水シミや壁の汚れも目についたでしょうし、患者さんたちの食事風景も見学したでしょう。

だから長官は、「日本の病院は五〇年代のアメリカの病院のようだ」と思ったのです。多かれ少なかれ、当時のアメリカと似ていたのでしょうが、現在のアメリカの病院とは似ても似つかぬものであることだけは確かです。

第四章

病院はけっして安全じゃない

「社会的入院」の不思議

私はいつも不思議に思うのですが、日本の病院では、ゴールデンウィークの数日前になると、入院患者のほぼ三割が帰宅します。正月前には、もっと多くの患者さんの帰宅が許されます。大安の日に退院する人が多いのも不可解です。退院許可の根拠となる医学的判断と、「縁起かつぎ」がたまたま一致するのかもしれませんが、そうだとしたらまことに興味深いこと。ほとんど神がかりな現象というほかはありません。

ここで皆さんに質問があります。あなたが病院を訪れて、医者に診てもらうのは何のためでしょう。数週間も、ときには数か月にもわたって入院するのはなぜでしょう。アメリカ人だったら当然、「病気を治してもらいたいから」と答えます。

ところが日本ではちょっと違うようです。私の見るところ、患者さんの三〇パーセントは、医学的に必要だからという以上に、「社会的」な理由で入院しているようです。欧米の常識で見れば、四〇パーセント以上の患者が入院基準を満たしていません。病気でもないのに病院を訪れ、必要もないのに入院しているということです。

退院して家に戻ることもできる。病院よりもっとふさわしい他の医療福祉施設に移るべきかもしれない。にもかかわらず、病院に居続けることの理由について、日本の皆さんは一度、じっくり考えてみたほうがよさそうです。

いちばんの問題は、病気でもない人が病院のベッドを占領している事実です。ベッドに空きのある病院では、収益を改善するためにできるだけ多くの入院患者を確保しようとするケースもあります。

ここで、人口一〇〇〇人あたりの入院ベッド数をＯＥＣＤ（経済協力開発機構）のデータで比較してみましょう。

人口一〇〇〇人あたり病床数（一九九六年）

日本　一三・二（一九九七年）
アメリカ　四・一
イギリス　四・五
ドイツ　九・六
フランス　八・七

イタリア　六・〇
カナダ　五・一
スウェーデン　五・六
韓国　四・六
※日本の数値は「医療施設調査・病院報告」による。

一部の病院では、入院したいと頼んでも「ベッドに空きがない」と断られることがあるようですが、じつは日本では総じて人口あたりの入院ベッド数が多いわけです。たくさんあれば、埋めたくなるのが人情でしょう。本来、入院する必要のない患者まで入院させたくなっても無理はありません。経済学者なら、さしずめ「供給は需要をつくり出す」とでも言うところでしょうか。

しかし、ほんとうに入院加療の必要な患者がしばしば「ベッドの空きがない」といって入院を断られるのも、ひょっとしたら入院の必要がない患者がベッドを長期間、占領しているからかもしれません。

続いてＯＥＣＤ加盟国の平均入院日数を見てみましょう。

平均在院日数（一九九六年）

日本　三三・五日
アメリカ　七・八日
イギリス　九・八日
ドイツ　一四・三日
フランス　一一・二日
イタリア　九・八日
カナダ　一二・〇日
スウェーデン　七・五日
韓国　一三・〇日

※日本の数値は「医療施設調査・病院報告」による。

日本の患者は、他のＯＥＣＤ諸国の患者と比べて、ひじょうに長い期間にわたって入院していることがわかります。これが不可解でないとしたら、そもそも「病気」という言葉のもつ意味自体が、日本人と他の国の人々とでは違うのかもしれません。
ところが、同じOECDの調査には、他の先進国と比べて、日本でとくに数値の低い指標も含まれています。たとえば、医療スタッフ数がそうです。興味深い数字をご紹介しましょう。

人口一〇〇〇人あたりの医師数（一九九六年）

日本　一・八（一九九四年）
アメリカ　二・六
イギリス　一・六（一九九四年）
ドイツ　三・四
フランス　二・九
イタリア　五・五
カナダ　二・一
スウェーデン　三・一
韓国　一・一（一九九五年）

人口一〇〇〇人あたりの看護婦数（一九九五年）

日本　七・四（一九九六年）

アメリカ　八・一（一九九六年）

イギリス　四・三（一九八八年）

ドイツ　九・〇

フランス　五・九

イタリア　五・五

カナダ　八・九

スウェーデン　一〇・二

韓国　二・六

病床一床あたりの看護職員数（一九九五年）

日本　〇・四（一九九七年）

アメリカ　一・六（一九九二年）

イギリス　一・七（一九九二年）
ドイツ　〇・六
フランス　〇・四
イタリア　〇・八
カナダ　〇・八（一九九一年）
スウェーデン　一・〇（一九九二年）
韓国　〇・五

※急性期病床における数値。日本の数値は「医療施設調査・病院報告」による。

急性期病床における看護職員数について、日本は最低水準にあるのです。人口一〇〇〇人あたりの看護婦数こそ平均以上ですが、医師数を見ると低レベルにあるのがわかります。日本は、人口あたりのベッド数が世界でもっとも多い国であると同時に、医療スタッフがもっとも少ない国でもあるわけです。まさかのときに頼れる医者も、看護婦も少ない。これが日本の病院の現状です。

それなら、入院用のベッドは何のためにあるのか。病院は誰のためにあるのか。やはりどうしても、病院経営のための「社会的入院」に行きついてしまうのです。

入院費は「宿泊費」ではない

しかし本来、患者が入院すべきか否かは、医学的に判断されるべきです。入退院の日程も、医学的な必要性に基づいて決定されるべきです。

入院費は、ホテルや旅館の宿泊料とは違います。そこには、医療のプロによる医学的処置に対する費用が含まれています。入院するからには、医者が患者に細かく目配りするのは当然です。アメリカでは、入院患者のベッドを担当医がほとんど訪れないなど考えられないことです。

アメリカにかぎらず欧米諸国では、医者が毎日、入院患者を診て、病状や経過をカルテに記録することが病院規則で決められています。主治医が休暇などで留守にするときは他の医者に代理を頼みますが、その場合にも代理の医者が毎日、患者の世話に責任をもちます。他の医者に代理を頼むことについては、患者も事前に主治医と話し合って十分な説明を受けます。

ところが日本では、ゴールデンウィークや正月休みになると、医者が四日も五日も病室にやってこないことがあります。医者が苗場でスキーを楽しんだり、海外講演へ行っている間、患者は主治医の存在しない状況に置かれてしまいます。日本では人口あたりの医師数が不足しているので、代理の医者を用意するという、あたりまえのことができないのでしょう。

さらにひどい場合には、休暇でも欠勤でもなく、同じ病院内にいるにもかかわらず、毎日、入院患者を診察しない医者がいます。十分に元気があり、処置の必要がほとんどないからこそ回診する必要がないのでしょう。

医者が頻繁に回診しない病院では、毎日の処置や検査を医者の代わりに看護婦が行っています。これはあきらかに医者の、プロとしての責任放棄です。

患者の世話を看護婦任せにすることは、ひじょうに危険です。もちろん看護婦のなかには、専門的能力が高く、責任感の強い人がたくさんいます。しかし、どんなに優秀な看護婦であっても医者ではありません。だいいち、看護婦には看護婦としての仕事があります。

看護婦に任せっきりにしている間に、深刻な症状が進行していて、医者が気づいたときにはもう手遅れという場合もあります。

たとえ看護婦が異常に気づいたとしても、医者への連絡に手間取ります。看護婦の多くは、できるかぎり医者を煩わせたくないと思っています。たとえば担当患者の容態に変化があった場合でも、よほど深刻ではないかぎり、帰宅した医者を深夜に電話で呼び出したりしたくはないのです。

入院させるということは、患者をベッドに縛りつけることでもなく、看護婦に患者のバイタルサイン（体温、脈拍数、呼吸数、血圧などの生命徴候）を見張らせることでもありません。患者の入院を決めることができるのは医者だけです。入院後の治療に責任をもつのも、医者でなければならないはずです。

入院日数は短いほうがいい

さて、アメリカの場合、急性期治療における平均入院日数は五日未満です。また、外科手術の八割は外来で行われています。手術を受けても入院することなく、その日のうちに自宅へ帰る患者さんが八割もいるということです。

入院期間が短いのはアメリカだけではありません。オーストラリアの場合、一九八五年の平均入院期間は約一週間でしたが、今日では四・五日以下に短縮されています。多くの国で、臨床的に必要とされる入院期間をなんとか短縮しようとしているのです。なぜでしょう。

入院期間は、短ければ短いほどいいからです。ほとんどの患者にとって、病院のベッドから開放されるのは喜びのはずです。だいいち費用が安くてすみます。

入院して最初の数日は検査の連続。それも、本来なら外来で簡単に検査できるものばかり……。こんな経験をした方はいくらでもいらっしゃるでしょう。検査のために入院するなど、ばかばかしいかぎりです。手術の後はしかたないにしても、事前の検査は外来で行うべきです。入院するのは、手術の当日か、早くても前日で十分です。

午前中に手術をして、その日の夜にはなんともないような胆嚢の腹腔鏡手術を受けるのに、一週間も入院する必要がどこにあるでしょう。患者には、術後を自宅で過ごすか、病院で過ごすか、選択する権利もないのでしょうか。

日本の場合、アメリカと違って公的保険制度がありますから、長期間、入院しても経済的負担はさほど大きいものではありません。「入院費のことより身体が大事、少しでも長く病院で世話をしてほしい」と思う患者がいるかもしれません。

しかし、もしあなたが「入院してさえいれば安心」と考えているとしたら、それはたいへんな誤解です。病院はけっして安全な場所ではありません。私が入院期間についてこれほどこだわるのもそのためです。これから、その問題について考えていくことにしましょう。

『アメリカ医師会ジャーナル』によれば、毎年、病院内の事故で死亡したり、重傷を負ったりする人の数は、交通事故の死傷者数を上回るとされています。同誌はまた、毎年約一八万人もの患者が病院スタッフのミスや不注意で亡くなっているとも書いています。しかし、何よりも恐ろしいのは「院内感染」です。

病院は、さまざまな病気にかかった患者が集まるところです。深刻な病気を引き起こす細菌やウィルスも、外の環境と比べてはるかに多いわけです。そんなところに、抵抗力の弱まった病人が長居したらどういうことになるでしょう。つまり、入院には院内感染の危険がつきものです。欧米諸国で入院日数を減らそうとしている理由の一つも、そこにあります。

まず、言葉の意味をはっきりさせておきましょう。「院内感染」とは、入院前の患者には認められなかった感染性の病気、たとえばインフルエンザや肝炎、肺炎などに、入院してから初めて感染することです。

この院内感染が、患者さんにとってたいへんな脅威であることは言うまでもありません。アメリカでは、入院患者の約五パーセントが院内感染にかかると言われています。そのうち三パーセントのケースでは、その感染がもとで患者が死亡しています。

アメリカの疾病対策センター（ＣＤＣ）は、肺炎などの院内感染が原因で毎年八万人が死亡し、その半分は予防可能であったろうと報告しています。なにしろ、ガンで入院した患者は、ガンよりも、院内で感染した肺炎で死ぬほうが多いという統計があるくらいなのです。

最悪のケースだけは避けられたとしても、他の病気に感染すれば、患者はよけいな苦痛と忍耐を強いられます。当然、入院期間は長引き、出費はかさみ、平常の生活に復帰するのは大幅に遅れてしまいます。

院内感染は、病院にとってもまた脅威です。アメリカの場合、院内感染の処置に要する費用は患者一人あたり一日八〇〇ドルにのぼると言われています。アメリカのいくつかの病院では、入院費の一割が院内感染の治療に当てられています。

だからこそ、アメリカでは多くの病院がこの院内感染を予防し、患者の入院日数を短くすることに強いインセンティブが働いているのです。

院内感染を防ぐＤＲＧシステム

アメリカの病院で院内感染予防のキーワードとなっているのがＤＲＧ（診断関連群）です。これは、たとえば「虫垂炎（盲腸）」というような、病状の診断や治療の内容による分類グループのことで、今日では五〇〇程度のグループに分類されています。

ＤＲＧ制度のもとで、アメリカでは入院患者に対するあらゆる診断や処置が細かく分類されています。病院は、このＤＲＧの分類に基づいて、患者に対し「症例あたり、いくら」と決まった治療費を請求します。つまり、病気の診断名によって治療費が決まるわけです。この制度のもとで病院が利益を確保するには、定められた入院日数内に退院させざるをえません。アメリカでは一九八〇年代半ばにＤＲＧが導入され、平均入院日数が大幅に減少したのです。

いわゆる「出来高払い」と言われる日本の治療費請求とは対極を成すシステムです。日本では、保険から病院に支払われる診療報酬が診療行為に応じて増える出来高払い制度が基本です。つまり日本の場合、同じ病気でも、治療すればするほど、入院が長引けば長引くほど病院の報酬が多くなるので、過剰投薬や過剰検査を招きやすいのですが、アメリカの病院ではそんなことはありません。

手術が必要な急性虫垂炎を例にとってご説明しましょう。これは一つのＤＲＧですから、病院は盲腸で入院した患者には一定の治療費しか請求できません。盲腸の患者はすべて似たような特徴をもつグループに属していると想定されるためです。このグループに対する治療は、患者によって大きく違うはずはないし、治療費も、入院期間も、必要とされるスタッフや設備もほぼ同じです。

病院は、この平均額に基づき、盲腸で入院する患者の治療費を保険会社に請求します。盲腸切除の手術費も、その後の入院費も、保険会社から支払われる額は一定です。

患者が術後に感染症にでもかかろうものなら、そちらの治療費は病院もちです。もちろん入院期間も保険の制限範囲を超えてしまうでしょうから、病院の取り分などなくなってしまいます。院内感染が多ければ、病院はたちまち赤字になってしまうでしょう。

ＤＲＧによる「定額払い」システムの背後にある目的は、効率的で経済的な医療を実現することです。これにより、患者や保険会社が負担すべき医療費を削減するとともに、院内感染を減らすことも可能となりました。少し説明が単純すぎるかもしれませんが、このDRGという概念は、アメリカの病院のあり方を考えるときに、忘れてはならない要素です。

定額払い制度のもとでは十分な診療をしない粗診粗療が増え、医療の質が低下する可能性があるという批判はあります。たしかに、アメリカではコストのかかる治療法が制限されてしまうといった問題も起きました。そのため、医師や患者が治療法を選択できるようにする法律ができるなど、コスト削減の行きすぎを防止する仕組みも整いつつあります。また、後の章で詳しく述べますが、アメリカでは医者や病院を常に審査することによって医療の質を厳しくチェックしているのです。

「出来高払い」システムの弊害

さて、日本の病院ではどうでしょうか。あなたが入院した場合、院内感染してしまう確率はどれくらいあるのでしょう。絶対に「ゼロ」ということはありません。

ガンで入院していた患者さんが亡くなったのに、死亡診断書には死因として「肺炎」と書かれていた……。日本でもよくあることです。肺炎は「心不全」と並んで、ひじょうに多い死因となっています。これを「やむをえないこと」「よくあること」とあきらめている遺族がどれだけ多いことでしょう。

しかし肺炎は、れっきとした感染症なのです。さまざまな細菌やウィルス、マイコプラズマなどの感染によって引き起こされ、体力のない老人や子ども、衰弱した病人であれば死に至る病気です。入院中にこの病気にかかったとすれば、院内感染した可能性がきわめて高いと思われます。

肺炎による入院患者の死亡例を集計してみたら、どれくらいの数字になるのでしょう。インフルエンザはどうでしょう。肝炎の場合はどうなのでしょう。ぜひとも知りたいところです。ところが、日本には院内感染に関する統計値のようなものはありません。ようやく二〇〇〇年の四月に厚生省が調査を始めた段階です。

院内感染の統計など、簡単に集まりそうなものです。厚生省が病院に対して一言、「入院患者数」と「入院時には認められなかった感染症の治療を受けた患者数」を報告するよう指示すればいいだけです。

あとは分母と分子の単純な計算でしょう。肺炎を患っていない患者が一〇人入院したと

○人のうち三○人が入院中に肺炎の治療を受けたなら、院内感染率は一○分の三で三○パーセント。もし、そのうちの一人が肺炎で亡くなったとしたら、院内感染死亡率は一○パーセントということになります。

にもかかわらず、日本の病院はこうしたデータを、市区町村にも、都道府県にも、中央官庁にも報告することがありません。

日本で院内感染率の統計値を知ることができない理由は、二つあります。第一に、病院に報告義務がないこと。第二には、政府や地方自治体に説明義務がないことです。病院も、地方自治体も、政府も、院内感染の実情を明らかにしたくはないようです。予防策や改善策を論じる以前の段階なのです。

そもそも、「出来高払い」の料金システムが大きな障壁です。出来高払いで保険償還がなされるかぎり、患者が院内感染して治療が長引けば、病院はその分だけ多くの収入を得ることができます。まるで、自動車の修理工場でオイル交換を頼んだら車体に傷をつけられ、その補修費まで請求されるようなものではないでしょうか。病院側が自主的に院内感染を防ぐ努力をしないのもあたりまえです。

「迷信」に近い院内感染防止策

「いや、そんなことはない。日本の病院だって、もちろん院内感染防止策は講じている」

こう反論する病院関係者がいるかもしれません。しかし、日本の病院で日常的に行われている感染防止策には、効果の認められないものがたくさんあります。なんと、最先端科学の砦であるはずの病院に「迷信」がはびこっているのです。

第一章でも触れましたが、たとえば見舞い客はＮＩＣＵ（新生児集中治療室）やＣＣＵ（心臓集中治療室）に入るたびに、予防衣に着替えなければなりません。キャップをかぶり、マスクをつけ、ガウンを着て、そのうえ面倒な靴カバーまでしなければなりません。それが感染防止につながると信じられているからです。

しかし、もしそのような特別治療室を訪れる機会があるなら、ぜひ一度、病院のスタッフたちが全員、同じような予防衣を身につけているかどうか観察してみてください。現実には、彼らが予防衣を着ていないことが珍しくありません。これは妙だと思いませんか？

医者や看護婦は着替えなくていいのに、どうして見舞い客だけが予防衣を着なければならないのでしょう。外からやってくる見舞い客はみな汚れていて、どんな病気をもっているかわからないからでしょうか。しかし、ほんとうのことを言えば、一日中、病人に囲まれているスタッフのほうが、よほど危険かもしれません。

外来者が危険で、スタッフなら安全だというのは、時代遅れのばかげた思い込みです。だいいち、予防衣を着れば感染を防げるという科学的根拠はどこにもありません。

もう一つ、大いに疑わしい予防策をご紹介しておきましょう。日本の病院では、ほぼ例外なく、外科手術の前日には患者さんの体毛を剃っています。しかし、アメリカにおける研究によれば、前日の剃毛はかえって術後感染率を高めるという結果が報告されています。ただ短く刈るだけにしたり、剃毛は手術の直前に行うことで、五パーセントだった術後感染率が著しく減少したというのです。産婦人科手術に関する最近の研究でも、剃毛による感染率低減の根拠は認められていません。

ウィルスを撒き散らす病院スタッフ

そうした時代遅れの感染予防があたりまえのように行われる一方、日本の病院では、欧米で当然と考えられている感染予防を行っていません。たとえば、検査室を訪問すると、ほとんどの技師がアイプロテクターもつけず、手袋もせずに、体液検体を扱っていたりするのです。

病院というところは、そもそも多くの病原菌やウィルスが集中する場所です。院内感染の問題にしても、そのすべてが予防可能なわけではなく、院内感染率がゼロの病院など、世界中どこを探してもありえません。

病院内にもとくに感染率の高い場所があります。腎臓病患者のための透析センターではとくにＢ型肝炎の感染率が高いし、ＩＣＵ（集中治療室）やＣＣＵなどの特別治療室や救急治療室では総じて感染率が高くなっています。特別治療室の場合は、患者の症状が重篤であり、免疫力が弱まっていることが原因です。救急治療室では、一刻を争う救急処置を行わなければならないため、十分な感染防止措置をとれないことが多いのです。

しかし、努力しだいで半分以上は防ぐことはできると考えられています。予防策の一つとして、アメリカなどの病院でひじょうに重視されているのが、医師や看護婦といった病院スタッフ自身の感染防止です。

アメリカの病院の検査技師は、検体を扱うときにはかならず手袋をつけます。万一、試薬や体液が目にかかったときのため、検査室には洗眼器が備えつけられているし、飲食に関する規則も厳しく定められているのが普通です。

また、患者にじかに接触するスタッフや、感染のリスクがある検査技師などには、病院は当然のこととして肝炎ワクチンの接種を勧めています。希望者は無料でワクチン注射を受けることができます。一方、ワクチン接種を望まないスタッフは権利放棄書にサインをしなければなりません。

インフルエンザの予防についても同じことが言えます。病院スタッフがワクチン接種を受けていれば、インフルエンザに感染して院内にウィルスを撒き散らす危険を最低限に抑えることができます。

インフルエンザ・ワクチンはだいたいは保険でカバーされますが、病院側が負担するとしても、インフルエンザの治療費やスタッフが病気になって欠勤するロスに比べたら、ワクチン代など安いものでしょう。また、アメリカでは、インフルエンザ・ワクチンの価格は五〇〇円足らずで、日本と比べてずっと安いのです。

ところが日本では、直接、患者の世話をするスタッフであっても、A型、B型肝炎のワクチン接種を受けていないことがあります。予防接種を受けようとすれば、各自、ポケットマネーでまかなうしかないためです。

インフルエンザ・ワクチンも健康保険でカバーされていません。病院スタッフですら、自腹を切って約二〇〇〇円の費用を払わなければならないのです。結果、接種を受けないままインフルエンザにかかり、他人に移してしまうスタッフがたくさんいます。「他人」のなかには、もちろん患者も含まれていることを忘れてはなりません。高齢の患者にとっては、インフルエンザも命取りになりかねないのですから、きわめて重要な問題です。

予防ワクチンには、たしかに副作用があります。日本の厚生省は「インフルエンザのワクチンはまれに脳機能に障害を与えることがある」と警告しています。しかし、そのリスクは、せいぜいゴルフ場で落雷にあう程度の確率でしょう。これに対し、病院スタッフが院内に撒き散らすウィルスがどの程度の量なのか、その結果、インフルエンザに感染して死亡する患者の数がどのくらいなのか、ぜひとも知りたいところです。

アメリカでもワクチン接種を望まないスタッフはいますが、それでも私の見るところ、だいたい七〇～八〇パーセントの医療スタッフが、病院の負担で無料のインフルエンザ・ワクチンの接種を受けています。日本の病院と比べたら、かなり高い数字ではないでしょうか。これなども、日米間の問題対処の姿勢の違いを表す現象です。

投薬ミスの可能性

さて、入院中の危険として、もっとも身近にあるものが投薬ミスです。投薬ミスとは、薬の取り違いや投与量の間違い、投薬忘れ、投与時間や投与方法の誤りなどのことを指します。

こうした投薬ミスは、ほとんどがさほど深刻なものではなく、患者の生命を左右することもないとされています。しかし、ときにはたいへん危険なケースもあります。

一九九六年一〇月の『ハーバード・ニュースレター』に、興味深い数字が掲載されました。アメリカの病院に入院している患者のうち、投薬ミスの影響が見られた患者の比率です。最小の病院では二パーセント、最大の病院では一四パーセントにものぼるのです。全米で一日に三〇〇〇万回もの投薬がなされているのですから、危険性はけっして無視できません。

やはりアメリカ国内の別の研究では、最高レベルの病院においても投薬ミスが全投薬件数の約二パーセントに見られ、そのうち一五パーセントの症例に副作用が認められたということです。

アメリカにおける何百件もの投薬ミスによる医療過誤の実際を調べ上げた報告書によれば、約三〇パーセントは処方量の誤りであり、二五パーセント弱が不適切な薬を処方したためです。さらに、約二〇パーセントの事例において、医者が薬の副作用に気づいていませんでした。

また、最近、行われたボストンの二つの病院での調査によれば、投薬ミスは、医師の処方箋に起因するものが五六パーセント、看護婦の責任に帰すものが三四パーセント、薬剤師によると思われるものが四パーセントあったということです。

投薬ミスを起こさないようにするためには、医師と薬剤師、看護婦の三者の関わりが重要です。第一に処方箋を書く医師の責任、次に処方箋どおりの薬を用意する薬剤師の責任、最後に、薬を患者に与える看護婦の責任です。

しかし、どれほど注意したつもりでも、投薬ミスの可能性をゼロにすることはできません。何千とある薬を、毎日、何百人もの患者に、それぞれ異なる投与間隔で、いつも完璧に、一つのミスもなく投与するなど不可能な話です。投薬ミスは、どの国の、どんな病院でも起こりえることなのです。

あなたは学生時代、数学の授業で小数点をつけ間違えて、とんでもない答えを出してしまった経験がありませんか。薬の投薬ミスにも似たようなところがあります。小数点を一桁間違えただけで処方量が一〇倍にも、一〇分の一にもなってしまう。ほんの小さなミスが、たいへんな結果を引き起こす可能性があるわけです。

日本では、他の先進国と比べて、薬の処方件数が極端に多いのです。これは、患者一人ひとりに関して投薬ミスが起こる比率もきわめて高いということです。

投薬ミスを防ぐには

アメリカの病院では、どのようにして投薬ミスを防ごうとしているのでしょうか。

アメリカの医者は、まず日本の医科大学や医学部にあたるメディカル・スクール（一般の大学を卒業した後に入る四年制の医学専門教育機関）で訓練を受けます。さらに赴任する病院にも厳しい内規があり、院内の医療適正審査会が、個々の医者について、過剰診断や不要な手術のほかに、投薬過剰がなかったかどうかを厳しくチェックしているのです。

また、アメリカではほとんどの病院で、投薬ミスの発生率が常時、モニターされており、発生を最小限に食い止めるための努力が払われています。

もちろんスタッフには、投薬ミスや薬の副作用を報告する義務があります。誰だって自分自身の失敗を報告し、責任を問われるのはいやなものですが、にもかかわらず報告義務はよく守られています。患者の生命に関わる問題だからです。

患者自身が疑問や苦情を訴えることもできます。フリーダイヤルで副作用の報告を受けつける公的機関が全米に数か所あるのです。これらの報告を通じて、製品の効用が間違って理解されていないか、誤解を招く表示がされていないか、デザインや名前の変更が誤用を減らすのに有効だったかなどを、公的機関は調査することができるわけです。

もちろん日本でも、深刻な投薬ミスはモニターされているでしょう。しかし、事故を防ぐための公式なプログラムはまだありません。残念ながら日本では、投与ミスが起こりやすい薬の使用に関するガイドラインを整備した病院すら、ほとんどないのが実状です。

厳しく言えば、日本の医者たちは、薬の副作用についてあまり詳しくないようです。もちろん製薬会社の責任も重大です。副作用情報などを医師に伝えるのは、製薬会社のＭＲ（医薬情報担当者）たちの義務ですが、彼らの役割がきちんと機能しているかどうかは大いに疑問です。どうも彼らの頭のなかは売上や歩合給の数字でいっぱいで、ついつい本来の仕事をおろそかにしてしまうようなのです。

患者にしてみれば、結局、我が身は自分で守らなければならない。やはり、この結論にたどり着いてしまいます。投薬ミスを防ぐためには、医者と薬剤師、看護婦の責任が重大だと述べましたが、私はこの三者にもう一人、患者であるあなた自身を加えることを提案します。あなた自身が、自分に与えられる薬の種類と性質を理解し、服用目的、服用量、服用時間を正しく把握しておかなければなりません。

手始めに、小さなメモ帳を用意して、薬の名前と服用時間、服用回数だけでも記録してみたらどうでしょう。もし、何種類もの薬を飲んでいるのなら、それらの色や形もメモしておいてください。投薬時間が早まったり、遅れたりした場合には、その理由もしっかり記録してください。それほどむずかしいことではないはずです。

患者が丹念に記録をつけていれば、それだけでスタッフたちの姿勢は変わってくるものです。看護婦だって、患者からミスを指摘されるのはいやでしょうから、うかうかしていられません。薬を出す時間からして正確になってきます。

それでも投与間隔が一定しなかったり、投与量に疑問が生じたとき、あるいは投薬が忘れられていたときは、婦長か看護主任にメモを見せて、改善を求めることです。

隠される医療事故

あなたはこれまで、医者や看護婦から、何らかのミスであなた自身が危険な目にさらされたと告げられたことがありますか。私の知るかぎり、日本の医者はそうした場合、患者に何も語らないのが普通です。重篤な障害や後遺症を残すものでもなければ、すべては藪の中です。

たとえば、外科医が手術で使用した鉗子類やガーゼを患者の体内に置き忘れたまま縫合してしまう事故は少なくありません。そんなことがあれば、当然、取り出すための再手術が必要になります。しかし、患者は再手術の目的を知らされるでしょうか。カルテにその事実が記載されるでしょうか。

残念ながら日本の病院では、そのような場合、患者に事実が告げられることはほとんどありません。最近の一連の医療スキャンダルの影響もあるのでしょう。どの病院も世間に悪く見られたくないのです。医療ミスを正直に報告して、役所の検査を受けるのはいやなのです。そんなことが表沙汰になれば、マスコミの餌食となってしまうかもしれません。

だから、なんとかして事実を隠そうとします。

それにしても、一九九八年五月二二日のジャパンタイムズ紙（英字新聞）の記事には驚かされました。関東、中部、関西の五〇〇近くの地方医師会が、会員の医者に対し、弁護士のアドバイスとして次のように勧めていたというのです。

「誤った治療が行われたとしても、患者やその家族にけっして謝罪したり、説明したりしてはいけない」

このような、プロとしてあるまじき態度はとうてい許すことはできません。私たちは彼らに自らの生命を託しているのに、彼らのほうでは何の使命感も、責任も感じていないようです。

もちろんアメリカの病院でも医療ミスは起こります。しかしアメリカの場合、医療ミスが発生すれば、たとえ大事に至らないものであっても患者に報告し、十分な説明をするのが常識となっています。そして、事実はかならず記録としてカルテに残されます。

たとえば、手術中に誤って間違った血液型の保存血を輸血し始めてしまったとしましょう。これは生命に関わる重大な失敗です。患者さんには、悪寒や発熱、その他の症状が出ますが、それでもミスに気づくのが早ければ、たいていの場合、患者さんはまもなく回復します。後遺症の心配もそれほどありません。

しかし、この事実は即座に患者に告げられます。さらに、この事例は病院内の品質改善委員会に報告されます。委員会は輸血ミス発生の状況や背景を調査し、再発防止のための改善勧告を行うことになります。

アメリカでは、医療事故の場合にも、患者に対して情報をできるだけ迅速に、かつ包み隠さず伝えることが重要なのです。これは、医療過誤訴訟を起こされたときに、法的責任が減免されるからでもあります。率直に責任を認めることで、その病院が誠実だという印象を世間に与えたいからでもあります。

もし病院がミスを隠し、患者に真実を告げなかったことが、後になって公になろうものなら、それこそたいへんです。病院に対する法的制裁は、真実を即座に認めた場合の三倍以上にもなります。社会的にも、回復不可能なダメージを被るでしょう。

日本の皆さんも、アメリカで医療過誤訴訟が多いことはご存知でしょう。しかしこれは、日本と比べて医療ミスが多いということではありません。情報がガラス張りで、ミスの事実がそのまま公表されるから、訴訟も多くなってしまうのです。

投薬ミスを防ぎきれないのと同様、その他の医療ミスも一〇〇パーセントなくなることはありません。問題は、事実を隠して闇に葬るか、率直に公表して最善の解決策を講じるかでしょう。

アメリカの病院だって、裁判になったり、マスコミに取り上げられたりするのはいやなのです。しかし、高額な裁判費用やセンセーショナルなスキャンダルを嫌うからこそ、迅速に、前向きな態度で補償に応じようとします。病院側にオープンで正直な姿勢がなければ、訴えられるリスクや法的責任がかえって大きくなるからです。

そして、医療ミスを起こした病院は、失敗の経験から積極的に学び、二度と同じような問題を起こさないシステムをつくり上げたという事実をアピールします。患者の側でも、そうしたポジティブな姿勢を高く評価します。

ところが日本では、病院が道徳に反せず、正直であることに何らメリットがないようです。だから情報開示も進まないし、病院が心から患者擁護の立場をとることもありません。このままでは当分、「黙して語らず」という病院側の姿勢が変わることはないでしょう。

リビングウィルの提案

ここで一つ提案があります。患者不在の、現行の医療システムのなかで、できるかぎり自分の意思を貫くための方法についてです。

「リビングウィル」という言葉をお聞きになったことはないでしょうか。これは、欧米においてかなり普及している遺言書です。しかし、通常の遺言が書いた本人の死後、意味をもつのと違い、リビングウィルの場合は本人の生前に効力を発揮します。自分が不慮の事故で病院にかつぎ込まれたり、自分自身では判断できない状態に陥った場合に備えて、延命措置や蘇生措置などの希望をあらかじめ文書にしておくのです。

リビングウィルには、たとえば「心停止の場合には蘇生措置をしないでほしい」とか「臓器提供に同意する」などと書かれてあるのが普通です。もちろん本人がまだ判断可能なうちに書き残すものであり、法的な拘束力があります。したがって、これがあれば末期ガンなどで死が迫った際、英雄的な苦闘をせずにすみます。遺された家族の負担がいたずらにふくらむこともありません。私自身も、万一のときのために「DNR (do not resuscitate =

蘇生措置はとらないでください)」というリビングウィルを用意しています。

日本では、待っていても医者のほうからこのような話題を切り出すことはまずありませんから、あなたから主治医に率直に相談してみることをお勧めします。もし医者がそれを拒んでも、強く要求すべきです。そしてカルテに「患者本人の意思」として書き入れてもらっておくといいでしょう。同時に家族にも、あなた自身の希望をはっきり伝えておくべきです。

一度、リビングウィルを行ったとしても、もちろん後になって気が変われば、いつでもあなた自身が望むときに内容を変更することができますから、そのことも知っておいてください。

もし将来、あなたが脳死状態に陥ったときも、リビングウィルがあるのとないのとでは大きな違いが生まれます。

脳死について、人々の考え方はじつにさまざまです。人間の崇高な叡智と現代の医学、法学、科学、そして宗教をもってしても、なお人の生命の始まりと終わりを一概に決めることはできません。

日本においても、長年の議論を経て、ようやく一九九七年に脳死判定基準が法制化され、一九九九年二月には、その基準に基づいた初の臓器移植が行われました。世界的に見れば、脳死の判定基準には多少のバリエーションがあるようですが、いずれにしてもこの基準で判定された脳死患者が意識を取り戻すことはありえないだろうと、私は思います。しかし一方で、それが自分自身や愛する家族の問題となれば、科学的な判断や客観性だけですますことのできる話ではありません。

さて、不幸にして、もしあなた自身が脳死と判定されたとき、あなたは、いったいどうしてほしいと思うでしょうか。

あなたが死の尊厳性を信じているのなら、やり方は二つあります。一つは署名入りのリビングウィルを用意して、万一の場合には病院スタッフにそれを強制的に実行させるよう、弁護士に依頼しておくことです。二つ目は、信頼できる人を代理人に指名しておき、いざというときにあなたの希望どおりの処置がとられるよう取り計らってもらうことです。

できれば二つとも押さえておくほうがいいでしょう。残念ながら日本では、あなたの希望が絶対にかなえられるという保証はありませんが、少なくとも病院側の措置に大きな影響を与えることはできます。

日本の病院は、たとえその患者の意識が二度と戻ることはないと知りつつも、末期患者を必要以上に長く延命させて、患者の家族に高額な医療費を請求すると批判されることが少なくありません。

そうした問題は、現実には医学的にも、法律的にも、道徳的にも、また倫理的にも複雑な事情がからみ、簡単に論じることのできるテーマではありません。しかし、個々の事例において、リビングウィルのような文書が事前に用意されていれば、その患者さんが不幸な状態に陥った場合に、本人がいったいどうしてほしいと考えていたかを、病院スタッフが明確に知ることができます。

リビングウィルを広めることは、さまざまなトラブルがつきまとう臓器移植の問題点を改善することにもつながるでしょう。

第五章

日本の医者は信頼できるか

更新のない医師免許

あなたは、医療資格者の免許が終生、有効である日本のシステムを疑問に思ったことはありませんか。四〇年も前に医大を卒業して免許を得た医者が、そのまま一度たりとも資格を更新することなく、死ぬまで現役の医者でいられるというのです。

このシステムは、私たち欧米人にはなんとも理解しがたいものです。四〇年たてば、医学上の理論も学説も、治療方法も、治療器具も、薬も、大きく変わります。四〇年前に学んだ知識や経験だけで、最新の治療を行えるとは思えません。

アメリカでは、どの州でも医師免許は二、三年で期限が切れます。運転免許証と同じです。州によって多少の違いはありますが、免許を更新するためには一定期間の継続医学教育を受け、修了証を提出する必要があります。看護婦や理学療法士、薬剤師など、医師以外の医療資格者についても、同じような免許更新規定があります。

この規定により、医者や他の医療資格者は、定期的に少なくとも最低限の継続教育を受け、それぞれの専門分野における最新の理論や技術に触れることになっています。

そもそもアメリカでは、病院が医者を採用する際に厳しい審査があります。病院のスタッフ・ドクターの職を得ようとすれば、かならず資格調査と資格認定のプロセスを経なければなりません。この点もまた、アメリカの病院と日本の病院とで大きく異なる部分です。まず、日本の病院ではどのようにして医者が採用されているかを考えてみることにしましょう。

私の見るところ、医者たちは十分な経歴調査もなく、ほとんどあてずっぽうに採用されるようです。以前、勤めていた病院から報告書を取り寄せることはなく、推薦状を求めることもありません。そもそも、数年単位で病院を移っていく医者には、勤務評定の記録がなく、過去の業績を調べることも容易ではありません。

たいていの場合、医者は着任したその日から診療を始めることができます。能力や経験に応じて治療の内容を制限されることはないし、禁止される処置もありません。

もし、その医者の診療成績が芳しくなく、患者から多くの苦情を受け、アルコール依存症だったとしても、病院を移ってしまえばもうわからないのです。あるいは、患者から医療ミスで訴えられているとしても、そうした情報が次に勤める病院に知らされることはほとんどありません。調べようにも、記録がありません。

逆に、その医者がひじょうにすぐれた治療成績をもっていたとしても、新しく採用する病院には知りようがありません。給料も、経験や生産性とは無関係に決められています。

日本では、「運」に頼って医者選びをするのは、患者だけではないのです。なんと、医者を採用する病院にすら、医者の成績や能力を、客観的にも、主観的にも評価する仕組みがありません。こんな状況で、いったいぜんたい、どうやって患者が医者を選ぶことができるでしょうか。

病院には、薬物中毒やアルコール中毒の医者を排除する義務はないのでしょうか。十分な技術も知識もない医者から患者を守る責任はないのでしょうか。

日本の「医局」は伏魔殿

なぜそのような無責任なシステムが許されているかと言えば、原因は日本独特の「医局制度」にあります。「医局」とは、辞書などには「病院などで医務を取り扱う部署」とされ、「薬局」に対する言葉と定義されています。しかし、ここで言う「医局」はかなり概念が違います。

日本のほとんどの病院は、大学病院を頂点とするピラミッドの形で系列化されています。そして医者はほぼ全員が日本国内の大学医学部や医科大学の出身者であり、多くの場合、出身大学の病院の「医局」に籍を置いています。日本の病院の大部分が大学病院の医局から医者の供給を受けているわけです。

医師の採用にあたって、大学病院の「医局」抜きに話が進むことはありません。医局に君臨しているのは、医学部の教授です。この封建的な制度のもとでは、医者の赴任先は教授が決定するものであり、病院はその決定に従って派遣される医者を受け入れるしかありません。

もちろん病院側にしてみれば、大学とのそんな関係を好んでいるわけではないでしょう。しかし病院には、医学部の教授に嫌われて、医者の供給を止められたらたいへんだという事情があります。

だから、たとえ水準以下の医者や問題のある医者を派遣されても、譴責したり、処分することはありません。派遣された医者を解雇したために教授の怒りを買い、「オマエのところには金輪際、ウチから医者は出さない」と言われたり、その大学の出身医師が全員、引き揚げてしまう事態が、現実にありえるからです。

医者たちだって、自分の職業生命が大学の医局の意向で繰り人形のようにコントロールされることは望んでいないはずです。しかし、造反すれば大学病院の庇護を離れ、系列から外れた一匹狼になってしまいます。就職先も、自分で決めなければなりません。医者にとっては、きわめてむずかしい就職活動となるでしょう。

たいていの病院の医局は、同じ大学の出身者で固められているものです。勤務する医者たちの多くは、病院の院長よりも出身大学の教授に対して忠誠心が強く、同じ大学出身者で固められた部署はまるで大学病院の出張所の趣です。

そんなところに、いきなり他大学出身の医者がまぎれ込んでも、よそ者扱いを受けて、いい仕事はさせてもらえません。だから医者たちの多くは、大学からの仕打ちを恐れて、繰り人形の糸を切ることができないのです。

この医局制度は、私には置き屋が芸者をお座敷に出すのとそれほど違わないように思えます。「同じ大学から定期的に医者が送られてくる状況を「近親交配」だと評する人もいます。

こんな状況では、病院独自の指導で事態を改善しようとしても埒があきません。治療成績が水準以下だったとしても、所詮はその部署の部長医師個人に問題の解決をゆだねるしかないのです。

「どうしようもない」と、病院の責任者たちは言うでしょう。しかし、これは明らかな責任放棄なのです。病院の院長や理事会には、倫理的にも、法律的にも、病院内で行われるすべての医療を監督し、指導する責任があるはずです。相手が大学病院から派遣されたお代官のような部長医師であれ、あるいは大学病院の教授本人であれ、他の人間にその責任を預けるようでは、職務義務違反と言われてもしょうがないでしょう。

アメリカには、日本のような医局制度はありません。どの大学の出身者だからといって、どの大学病院の医局に所属し、その系列病院に勤務しなければならないという決まりはないのです。

もちろん、優秀な学生であれば、どんな大学だって学内にとどまってほしいと考えます。しかし、卒業後にどういう進路をとるかは、本人の自由です。よい病院には、さまざまな教育経歴をもつ医者が集まってきます。病院側からすれば、多角的な観点から、総合的に判断してスタッフ・ドクターを採用することができるわけです。

資格調査(クレデンシャリング)制度

日本の場合、病院にも「格」があり、一流とされる大学病院が頂点にあると言われます。しかし、アメリカの医者たちは、日本ほど伝統や格にはこだわりません。病院の側でも、かならずしも一流大学の出身者ばかり採用したいわけではありません。

それでは、アメリカではどのようにして医者が病院を選び、病院が医者を採用するのでしょうか。

まずアメリカには、クレデンシャリング(資格調査)という言葉があります。企業や組織が社員やスタッフを採用する際に、応募者の資格や経歴を調査確認することです。アメリカの病院では、医者だけでなく、その他の医療資格者をスタッフとして採用する場合にも、かならずこの資格調査を行います。

資格調査のプロセスは、応募者の資格、能力、適合性を判断するための情報を集めることにほかなりません。情報には次のようなものが含まれます。

・氏名（氏名変更の履歴を含む）
・出生地と生年月日
・卒業大学名、卒業年度
・卒後研修（研修医）の経歴、専門・副専門研修の内容、保証人となるべき施設、研修年月日、州医師免許番号、許可年月日、有効期限、免許の種類（一時的か、制限付きか、無制限か）
・米国医学審査理事会の承認年度
・米国医学専門審査会の承認専門・承認副専門、承認日、有効期限
・アメリカ医師会（ＡＭＡ）の表彰
・主要な職歴、専門
・連邦医薬管理局への登録状況
・処分・制裁の有無

最後の「処分、制裁」に関して、病院はかならず国のデータバンクに問い合わせ、全米五〇州における制裁、処分、その他の法的処置の記録を調べます。素人がインターネット

を通じてちょっと調べただけでも、この本の冒頭に紹介したような経歴が一目瞭然なのですから、「困った過去」のある医者が経歴を隠し通すことは不可能でしょう。

資格調査の申請にあたっては、医師免許のオリジナルを提出しなければなりません。また、ほとんどの病院では、応募者の知人や元の上司からの推薦状を三通必要とします。

その医師がそれまでに勤務したすべての病院に問い合わせ、資格や能力、適合性について慎重に照会するのも常識です。たとえば、ある候補者が以前に一〇か所の医療施設に勤務していたとすれば、一〇か所すべてに質問状を送り、勤務状況や勤務成績などを問い合わせます。一〇の施設のうち一つでも回答が遅れると資格調査は終わりませんから、その医者は新しい病院で診察を始めることができません。

資格認定(プリビレッジング)制度

次に、クレデンシャリングとともに重要な概念であるプリビレッジング（資格認定）についてお話ししましょう。少し説明が必要な用語ですが、簡単に言うと、医者がその病院で「やりたいこと」を申し出て、それに対し、病院側が「やっていいこと」と「やってはいけないこと」を決定するプロセスです。つまり、アメリカの病院では、医者の一人ひとりについて、「やっていいこと」と「やってはいけないこと」が細かく決められているわけです。

具体的には、応募者の資格調査が終わり、医者の採用が決まると、その医者は自らの専門分野のなかから、自分がその病院でやりたいと思う処置や治療を申し出て、実際にやってよいかどうか病院側に許可を求めることになります。

病院には、専門ごとに、普通一般に行われる処置のリストが準備されています。たとえば循環器内科であれば、リストには「ペースメーカー埋め込み」「心エコー検査（心臓超音波画像検査）」といった処置名が並んでいます。採用された医者は、各処置名の後の空欄に、自分が希望するものであれば「YES」、希望しないものには「NO」と書き入れ、病院の管理部に提出します。リストにない処置を希望する場合は、空欄に書き入れます。

ある循環器内科医が「ペースメーカーの埋め込み手術をしたい」と申し出ても、すでにスタッフが充実しているときなどは、病院側が拒否することができます。専門スタッフの技術レベルを維持するためには、一人あたり一定数の手術数を確保する必要がありますが、医師が多すぎればその例数を満たすことができなくなってしまうためです。

また、その医者がペースメーカーの埋め込みについて十分な訓練を受けておらず、経験豊富な医師の監督なしには手術できないとみなされたためかもしれません。

このシステムにより、アメリカの医者は、個々の能力や経験、訓練のレベルに応じて、それぞれの勤務する病院から、行ってよい治療や処置の範囲を決められます。与えられた範囲外の治療を行えば、病院から警告が与えられ、さらに違反を繰り返すようであれば、病院から資格の一時停止処分を受けるとともに医師免許を所轄する州政府に違反の事実が報告されてしまいます。

したがって、未熟な医者がいきなりむずかしい手術を担当したり、能力以上の治療を行ったりすることはできません。目的は、とにもかくにも、患者に、有能な医師の適切な治療を約束することであり、それ以上でも以下でもありません。

こうした問題について、私は、現在勤務する亀田総合病院の内外で、たくさんの医者たちと議論してきました。ほとんどの医者たちは、アメリカで行われている医師の資格調査、認定制度や成績評価システムに賛成してくれました。患者さんたちだって、けっして反対することはないでしょう。問題は、どうすればその制度を日本に導入し、根付かせることができるかなのです。

亀田総合病院では、一九九七年から、新たな医師の採用にあたって、同じような資格調査プログラムをスタートさせました。このプログラムは、大学の医局から派遣される医師にも、個別に応募してくる医師にも、同じように適用されています。アメリカから採用する医師に対しては、その数年も前から同じような調査を行っています。しかし、ほかに続く病院が見当たらないのは残念でなりません。

医者は、アメリカでは医療費を支払う保険会社や病院、患者、政府の監督下にありますが、日本ではまだ絶大な力を持つ存在です。病院がその資格調査を行うなど、医者への信頼の欠如と見られてしまうことでしょう。また、前述の医局制度のもとでは資格調査のシステムは配下の医者を病院に振り分ける医学部教授の立場を危うくしかねません。

したがって、亀田総合病院でもこのシステムの導入にあたっては決して拙速とならないように心がけました。幸い、部長クラスの医者の多くが医局に所属しておらず、そのため医局への依存度も他の病院に比べて小さかったことがシステムの導入にあたって有利に働きました。

そもそも、私の考えでは、すべての医者は働く場所を自分で決めるべきです。そうすれば、病院も優秀な医者を選んで採用し、個々の医者の能力と成績により給料を支払うことができるようになります。こうしたシステムが日本に根付くには時間が必要でしょうが、決してあきらめてはなりません。

「マネジメント」の視点

もちろん問題は、採用時だけにあるわけではありません。日本の病院では、医者たちはあらゆる面で特別待遇を受けています。

たとえば、医者には通常の人事規定が適用されませんし、業績評価も行われていません。ほとんどの医者は、その他の病院従業員が受ける職員研修にも参加しません。

大学の医局の意向で定期的に医者の異動が行われていますが、これなども治療の連続性という観点からは好ましいことではありません。一般的に言って、定期異動で着任してきた医者は、病院や患者に対する義務感より、所属する大学の教授への忠誠心のほうがよほど勝っています。彼らには、病院の経営陣の管理も及ばず、むしろ経営陣に対抗しようとするところすらあります。

私はアメリカでは、医者と対等な立場で、互いに敬意を払いながら仕事をしてきたので、そうした日本の病院の雰囲気にはたいへんなストレスを感じます。

なにしろ、患者さんたちのメリットになるように、あるいは病院の経営がスムーズになるように、少しでも物事を変えようとすると、反対するのはいつも医者です。しかも、反対する理由がよくわかりません。彼らにとっていちばん重要なものは、患者さんでも、病院でもないような気がしてなりません。

もちろん日本にかぎらず、どの国のどの病院にとっても、長い間の習慣や制度を改革するのはたいへんなことです。

オーストラリアでは、約二〇年前から各地の病院協会が中心となり、先に述べたような資格調査制度を導入しました。その状況が一九九五年の報告『オーストラリアにおける医療品質管理の歴史』にまとめられているので、一部、ご紹介しておきましょう。

「一九六五年から七〇年にかけて、オーストラリアでは、その訓練、経験、能力を超えて治療を行った医師の事例がおびただしい数にのぼり、大衆の抗議にさらされ、資格調査の必要性がふたたび叫ばれた。一九九五年現在においてもなお、資格調査はまだ十分効果的に行われているとは言えないが、それは医師の強い抵抗が主な原因である」

しかし、これまでに多くの病院の経営に関わってきた、知り合いのオーストラリア人はこんなことを言っていました。

「オーストラリアでは徐々に状況が変わりつつあるが、依然として、医者の多くはマネジメントという言葉に対して、宇宙人の襲来とか、冷酷非情な管理とかいったものをイメージするらしい。医師会や医学会などの会議に出てみると、たいてい医者どうしの駆け引きの場になってしまっている。とにかく、医者に臨床以外の活動に参加してもらうだけでも骨の折れる仕事だ」

日本の現状にもよくあてはまると思いませんか。

それにしても、日本の医者たちはどうして「医者以外の人間」に管理されることをこれほど嫌うのでしょう。どうして客観的な評価を受けることに、異常なくらい抵抗するのでしょうか。ほとんどの病院で、勤務医たちをうまく管理できないでいるのはなぜなのでしょう。

前述したような「医局制度」の問題もあります。医者たちが強く抱いている特権意識や優越感のせいでもあるでしょう。しかし同時に、病院という組織のトップに経営センスのある人材が少ないことも大きな原因です。結果、経営上の問題においても合理的な判断がなされず、医者どうしの政治的なゲームが病院全体を支配することになるのです。

ご存知のとおり、日本の病院では、理事長も医者です。現実に患者を診ているかどうかは別として、医師免許はもっているのが普通です。一九九八年になってようやく厚生省は医療法人の理事長要件を緩和し、条件付きで医師以外が理事長になる道が開かれましたが、内容はまだまだ不十分です。

病院の経営と、医者としての知識や技量は、それほど関係するものとは思えません。アメリカの病院では、医者だけでなく、さまざまな専門分野の人間、さまざまな経歴をもつ人たちが経営を行っています。

院長の場合は、一般的に言って、ビジネス関係の大学院で病院経営を学び、病院機構の責任あるポジションを歴任した者のなかから、とくに経営能力のすぐれた人物が選ばれます。財務知識や指導力も必要とされています。

最近のアメリカでは、医者が大学で病院経営学を勉強することも珍しくありません。全米医療管理者学会には、病院経営者養成コースもあり、これまで多くの病院の診療統括部長や理事長、理事を輩出してきました。

アメリカの病院経営は、もう平凡な医者では務まらなくなってきているためです。

ＪＣＡＨＯによる病院審査

アメリカの場合、厳しい審査を受けるのは医療スタッフだけではありません。病院をはじめとするすべての医療施設、つまり養護ホーム、外来クリニック、リハビリテーション・センターなどは、州の法律により、医療機関認定合同委員会（ＪＣＡＨＯ）などの、州が公認した民間認定機関による厳格な審査を受けなければならないのです。

ＪＣＡＨＯは、アメリカでもっとも広く利用されている病院監査機構です。その使命は医療資格者らと協力して品質基準を整備することにより、国民に提供される医療の質を改善することにあります。通常「サーベイ」と呼ばれるＪＣＡＨＯの監査は、何百もの医療記録やその他の医療行為に関する基準に基づいて行われます。

日本と違いアメリカでは、どの病院にも、計測可能な目標とゴールを定めた品質改善プランを整備して、記録を保管する義務があります。ピア・レビュー（医師の同輩による医療行為の審査）やユーティリゼーション・レビュー（医療の質と医療資源利用度調査）、アウトカム・メジャーメント・システム（医療行為の成果計測システム）なども広く普及しています。

なかでもＪＣＡＨＯの審査に合格することは、全米標準を満たす証です。病院にすれば、「信頼できる病院」というお墨付きをもらったようなものでしょう。この認定審査制度があるがゆえに、医療施設は進んで基準をクリアしようとするようになるのです。

なにしろ、失格でもすれば病院の存続に関わる重大事。施設の閉鎖をはじめとして、政府補助金の停止、教育施設認定取り消しなどの厳しいペナルティが課されるうえ、審査結果が一般に公表されるというのですから、これ以上の失態はありません。

認定基準に関しては、採点ガイド付きのマニュアルが出されていて、毎年、改定されています。マニュアルは、全部で一〇〇〇ページにもなる大冊です。その一部を簡単にご紹介しておきましょう。

認定プログラムは、通常、次の五つのカテゴリーに分けられます。

・医師の公的資格――医師の資格証明書、学歴、研修ならびに勤務履歴、一般経験および教育歴（公式、非公式）、免許と特別な認定、道徳的態度、卒後教育への参加状況（講師として、もしくは受講者として）、医師の同輩による審査、研究業績など

・医師の個人的資格——適用される職務内規や倫理規定、所属学会など

・医師の診療環境——医師の診療に関する臨床的、管理的、業務的な観点からの評価。たとえば、診療方針、診療手順、スタッフ配置、スタッフの実績評価、完了判定基準、カルテの正確さ、読みやすさなど

・全米基準によって評価される臨床成績——治療プロセスの調査、治療ガイドラインとの適合性、疾病早期発見プログラムへの取り組みと職務の適性さ

・結果——診療費用、臨床結果、治療後の患者の健康状態、患者満足度調査などの総合的な評価

以上に挙げたような項目が、実際にはひじょうに細かく規定されています。たとえば、患者一人ひとりの診療記録について見てみましょう。

あなたがあるクリニックの外来患者で、半年に三回ほど診察を受けにクリニックを訪れるとします。そんな場合、クリニックはあなたに関する次のような情報をすべて、一か所にまとめて保管しなければなりません。

・主要な診断名と症状
・主要な外科的または非外科的な処置
・副作用およびアレルギー反応
・処方薬と、患者が服用するその他の医薬品名

あなたに関するこれらの記録は一ページか二ページにきちんとまとめられ、いつも同じ場所に保管されます。だから、あなたを診ることになった医者は、主治医でなくてもすぐこの記録を手にとり、目を通すことができます。

ある医者が、新しい薬を処方するようなときには、次に診る医者や看護婦にもすぐにわかるよう、明確に記録を変更しておかなければなりません。

目標とすべき「医療の質」

ここで、「医療の質」とは何かを確認しておきましょう。いくつかのアメリカの文献からの引用を交えながら私の考えを述べてみたいと思います。

たとえ主観的な基準に基づくものであろうと、患者は自分が受けた医療が「よい」か「悪い」かを見分けることができます。しかし、医者にとっては、たとえどのような基準であれ、医者以外の人間が医療の質を判断できるとは思いたくないものです。

病院の経営者は、主観的なデータだけでなく、根拠に基づいた客観的なデータが与えられれば、たいていはこの二つを見分けることができます。裁判における陪審員は、医療の素人ではありますが、医療過誤に関しては健全な判断を下していると思います。

医療の世界においては、医療の質に対する関心がますます高まり、コンピュータのデータベースや、より高度で鋭敏な評価計測手法が開発されてくるにつれ、もはや医者は、患者に対する医療の質を決定できる唯一の存在ではなくなりつつあるのです。

「多くの医者は、医療の質に関する議論に憤ったり、懐疑的であったり、ただ単に無関心であったりする。理解できないわけではないが、このような医者の態度は今では許されない贅沢になってしまった。これまで医者が法律的にも、経済的にも、恵まれた立場でいられたのは、大衆が、医者は医学的な専門知識を有し、つねに患者のいちばんの利益のために尽くすものとみなしてきたからである」

(Paul Starr in *The Social Transformation of American Medicine*, Basic Books, New

York, 1982)

「医者が医療の質に関する議論を主導するどころか理解すらできないのなら、その職業的地位は危ういものになるだろう」

「医療の質の改善において、医者やその他の医療資格者（経営管理者も含む）の参加は、望ましいというより、必要不可欠である」

(David Blumenthal in *The New England Journal of Medicine*, Volume 335, Number 12)

「一般に、医者にとっては、治療過程やその結果を評価計測することが可能だなどという考えを受け入れるのは容易ではない」

(*NSP Parliament Public Accounts Special Committee Minutes of Evidence*, Arnold, P., p. 210, June 1993)

こうした意見や主張に、私は賛成です。

日本では、医者や病院経営者がめざすべき「医療の質」について、これほど真摯な反省がなされているでしょうか。明確な意見が発表されているでしょうか。医療関係者の間で、どれほど真面目な議論が行われているのでしょうか。

残念ながら日本では、医者や病院を外部から審査するシステムが整備されていないため、医療の質を向上させる動機付けがなされていないようです。外部からの審査にさらされない結果、内部での自主的なチェックも甘くなっているのが現状です。

リスク・マネジメントの欠如

それにしても、日本において、リスク・マネジメントのプログラムの整備されている病院がほとんどない事実には驚かされます。院内に法務審査会をもつ病院もまずありません。ここに言う「リスク・マネジメント」とは、医療ミスやその可能性のある要素を発見し、予防的措置を講じることにより、患者さんの安全や医療の質を向上させ、その結果として賠償責任訴訟に巻き込まれないようにするプログラムのことです。医療過誤訴訟は病院にとって大きな脅威です。これを避けるためには、その原因と傾向を検証し、事故を防ぐ努力を続けなければなりません。

アメリカの病院では「リスク・マネジャー」という役職があり、リスク・マネジメントを総括するのが普通です。中規模以上の病院では、フルタイムのポジションであり、何人かの部下がつきます。看護婦が担当することが多いようですが、かならずしもそう決まっているわけではありません。

たとえば、ベッドから転落する恐れのある入院患者がいたとしましょう。そうした事態が予想される以上、病院側としては、その患者さんのベッドをレールで囲うなどの措置を講じなければなりません。

そうしたプロトコール（実施計画）がしっかり守られているかどうかを監視するのもリスク・マネジャーの仕事です。もし、このようなプロトコールがなかったり、対象となる患者さんがあらかじめ特定されていなかったり、プロトコールの遵守が十分でなかったりする場合には、事故が発生するリスクが大きいとして、事態の改善に努めます。

彼らは、安全性マネジャーやＱＩ（品質改善）マネジャーとも協力して働きます。自発的、積極的に動くことが原則であり、後手に回ったやり方は許されません。投薬ミスや患者さんからの苦情にも、つねに目を光らせています。

アメリカの場合、リスク・マネジャーの仕事の目的の一つは、賠償事故を未然に防ぐことです。しかし日本では、医療過誤訴訟や医療賠償事故がそれほど多くないためか、病院はこのようなプログラムに関心を示そうとしません。

加えて、日本には品質改善のトレーニングを受けたスタッフを置いている病院もありません。修士号をもつ看護婦が看護管理を行うケースも稀です。

看護婦のほとんどは大学で学んでいないし、ＣＱＩ（継続的品質改善）の公式訓練を受けている者も多くはありません。医者や病院に対して隷属的な地位にあることが多く、患者のケアについて建設的な意見を申し立てることすらむずかしいのが現状です。

日本の病院は、勤務するスタッフに対し、もっと積極的にＣＱＩに関する研修の機会を与えるべきです。とくに、課長や主任レベルのスタッフに対しては不可欠だと思います。大きな施設では、院内研修の形をとってもいいでしょう。新入職員の教育カリキュラムにも加えるべきです。

毎年ほんの五時間でも、日本のあらゆる病院の全職員がＣＱＩの方法や理論を学ぶことができたら、きっと日本の病院風土を変革する第一歩となるはずです。

国際基準の導入を

先の章で院内感染の危険について述べましたが、日本には、感染症管理の専門家を置いている病院もほとんどありません。賠償責任以前に、患者の生命に関わる重大な問題であるにもかかわらず、感染症管理に関するベンチマーキングがなされていないのです。ベンチマーキングとは、自己調査の後に外部の事例との比較検討を行ったうえで、ベストプラクティス（最高の事例）に向けて改善を図ることです。

アメリカでは、術後感染と尿路感染、血液感染、肺炎の四つが主要な感染症とされ、これらだけで院内感染の八五パーセントを占めるとされています。日本でも、大きな違いはないはずでしょう。したがって、アメリカの疾病対策センター（CDC）が出したガイドライン「院内感染管理の有効性に関する研究」（SENIC）を少し手直しすれば、日本の病院でも十分に活用できるはずです。

院内感染を防ぐために必要なものは、四つのキーワードに集約できます。集中的調査、集中的管理、感染管理コーディネイター、そして感染症管理担当医師です。

それに加えて、熟練した感染管理担当の看護婦が、病床数二〇〇ベッドあたり一名は必要でしょう。最初はゆっくりでも、徐々に充実させていけばいいのです。直接、患者さんに接するスタッフ全員が参加して、不適切と思われる処置を見落としなく発見する仕組みをつくることも必要です。

感染症管理ばかりではありません。日本の病院には品質改善委員会も、安全性委員会のような機構もほとんどありません。あったとしても、その活動はきわめて制限されたものです。

ＱＩ委員会と呼ばれる品質改善委員会をもつ病院でも、たいていはトップダウン式のアプローチです。スタッフからの報告や提案を受けつける院内のシステムがないため、病院全体として問題点を抽出したり、改善策を練ることができません。問題のある治療について、集中的な監査を行うシステムも未整備のままです。

安全管理について、フルタイムの安全性マネジャーを置いている病院もきわめて稀です。あったとしても専任ではなく、腰掛け程度の役職と位置付けられているにすぎません。安全性に関するトレーニングにもめったにお目にかかることはありませんし、セーフティ・ハザード（潜在的な危険）を特定したり、これを是正するための体系的なプログラムもありません。

病院内で定期的な安全性検査を行って問題点を洗い出したり、コンピュータを駆使して問題解決を図るような手法も、残念ながら広がっていません。

たいていの病院の管理者が、自分の病院の内部ばかりを見ていることも問題でしょう。いくつかの病院が連帯して、ＭＲＳＡ（メチシリン耐性黄色ブドウ球菌）感染率や新生児死亡率、術中死亡率といったクリニカル・インジケーター（臨床指標）を定め、それに従って互いの成績を比較し合うようなシステムが必要です。

私は、日本の医療の質についてよく意見を求められます。そのたびに、答え方にはひじように気を遣います。この種の質問に正確に答えるのは至難の技でしょう。なぜなら、これまで述べてきたように、日本には病院の医療に関する全国基準と言えるものがありません。

日本でも、アメリカのＪＣＡＨＯを参考にして、病院を評価する日本医療機能評価機構が一九九五年に設立されています。しかし、全国九四〇〇あまりの病院のうち、認定を受けたのはたったの三五〇病院にすぎません（二〇〇〇年七月現在）。

また、これまで行ってきた施設や管理体制についての評価に加えて、一九九九年度には診療内容に踏み込んだ評価を行うようになりました。しかし、その評価はアメリカに比べるとまだまだ不十分と言わざるをえません。

なぜかと言いますと、診療内容を評価したくても、基礎となるデータが少なすぎるからです。各学会や病院が治療結果や診察費用などのデータをきちんと公表してこなかったため、基準を定めるためのデータが不足しているのです。厚生省や一部の製薬会社、社会福祉法人にまつわるスキャンダルが続出しているにもかかわらず、情報公開は遅々として進んでいません。

日本の医療の質を高めるためには、やはり何らかの基準を採用するべきです。国内の条件がいつまでたっても整わないのなら、いっそのこと、手っ取り早く国際的基準を取り入れてはどうでしょう。諸外国の病院基準を調査して、適当と思われるものを積極的に導入していくのです。

日本と海外の比較は、まるでレモンとライムを比較しているようだという議論があります。「似て非なるものを比べてもしょうがない」という意味でしょう。たしかに医療システムに関してもそういう側面はあります。しかしそれでも、やってみる価値はありそうです。

少なくとも、国内の多数の病院の協力が得られるまでの間は、あえて諸外国との比較に取り組むべきです。国際的な比較検討を通じて、日本の病院が海外の病院とどれほど異なり、その違いが何によるものなのかを学ぶべきです。

この本では、これまで外国の病院と日本の病院との相違点をたくさん紹介してきましたが、そのような比較をどんどん行うことこそが、医療プロセスを改善する過程なのです。私は、こうしたことこそがベンチマーキングの本質だと考えています。

第六章

「よい病院」の見分け方

病院選びは一大事

「死」は誰にでも訪れます。たいていの人は、その「死」に至る過程で病院を訪れ、いつかは自分の生命を医者の手にゆだねることになります。

生涯を通して、病院や医者と何の関わりもなく過ごす人など、日本やアメリカではありえません。ところが、その病院や医者に関して、日本の皆さんはあまりに無頓着です。病院について知っているのは、診療時間と診療科目だけ。医者について知っているのは、ほとんど顔と名前だけ……。どうして日本ではこんなことになってしまったのでしょうか。

ひょっとしたら、医療技術の進歩を過信しているのかもしれません。医者なんか誰だって似たりよったりで、最新の設備や機器さえあれば、たいていのことはできるに違いないと思い込んでいるのかもしれません。しかし、医療技術はまだまだ、そこまで進歩してはいないのです。

私たちアメリカ人から見ると、日本人は運を天に任せて病院選びをしているように思えます。まるで命をかけた運試し……。アメリカでは、絶対に考えられないことです。

誰だって、結婚相手を選ぶときは婚約期間をもって、その間に互いが生涯の伴侶としてほんとうにふさわしいかを見極めるものでしょう。病院や医者との縁結びにも、本来は同じくらい慎重であるべきではないでしょうか。重病を患ったり、大怪我をしたりというのも、結婚にひけをとらない人生の一大事なのですから。

もっとも、なかには、結婚相手を選ぶのも「成り行き」だったり、「義務」だったり、あるいは「フィーリング」にすぎないと言い張る方がいるかもしれません。それなら、ちょっと気分を変えて、海外旅行を考えてみましょう。

海外旅行に出る前に、何の準備もしない人はさすがに珍しいのではないでしょうか。たいていの人は、ツアーのカタログを山ほど集めたり、行きたい土地のガイドブックを読んだりします。地図を手に入れ、現地に詳しい人がいれば質問し、少しでも安全で楽しい旅にしたいと考えるでしょう。何の準備も予備知識もなしに、言葉の通じない土地に飛び込んだら、生命すら危険にさらされることがわかっているからです。

ところが、重病で入院するときは、情報収集も、調査も、予備知識もいっさいなし。ろくに知りもしない医者に、いきなり我が身の安全と健康を預けてしまうのです。これではおかしいと思いませんか。

もちろん、アメリカと日本の病院をめぐる事情が違うことはわかります。インターネットで誰でも簡単に医者の経歴を調べられるアメリカと違い、日本では病院についても、医者についても、公表される情報があまりに少ないのです。しかし、それでも私たち自身の心がけしだいで、わかることはたくさんあります。

ここでは、日本とアメリカを比較しながら、よい病院とよい医者を選ぶためのポイントをお話ししましょう。加えて、通院中や入院中、できるだけ安全に、快適に過ごすための心がけもご紹介していきたいと思います。

「ヒーリング・エンバイランメント」とは

まず、病院を「建築物」という視点からチェックしてみることにしましょう。

「あの病院はすばらしいよ。ロビーも病室もホテルのようだった」

皆さんは、こんな言葉をお聞きになったことはありませんか。日本では、設備の整った病院の建物を「まるでホテルのよう」と評することが珍しくありません。

たしかに病院とホテルには似たところがあります。いずれも人が集まり、泊まる場所だし、食事を提供します。私も第三章では、ホテルと比較しながら、病院の建物や病室の設備について説明しました。

しかし本来、病院にとって「ホテルのよう」と言われるのは、賞賛でも何でもありません。ホテル程度の環境が整っているのはあたりまえ。実際には、ホテル以上のものが要求されるのが病院なのです。

「病院にとっていちばん大切なのは、建物でもなければ、宿泊設備でもない。そこで行われる医療の質ではないか」

こう反論したい方もいらっしゃるでしょう。たしかに、そのとおりです。しかし、医療の質を語るうえでも、病院の建物や施設、つまり患者を受け入れる「環境」の重要性を忘れてはなりません。

今日、少なくともアメリカにおいては、病院には「ヒーリング・エンバイランメント（癒しの環境）」が大切だと考えられています。「ヒーリング・エンバイランメント」とは、患者さんの周囲にあって、患者さんが感情的に、また心理的に反応する要素をすべて含みます。たとえば、照明、色調、音、プライバシー、自然物との触れ合い、時間や空間の感覚などのことです。

ヒーリング・エンバイランメントを重視して病院を設計するときには、スタッフや病院外の人とのコミュニケーションや、患者さんのストレス軽減などについても、特別な配慮が払われます。言ってみれば、患者さんが院内で「より安全に、より快適に」過ごすための、あらゆる環境要素のことなのです。

そうした環境を実現するには、科学的なアプローチが必要です。私が勤務する亀田総合病院では今、古くなった病棟建物の建て替えを計画していますが、新しい建物にはプレインツリーと呼ばれる概念を積極的に導入しようとしています。

これは、一九七八年にサンフランシスコの病院でアンジェラ・テリオットによって提唱された概念で、患者を中心とした医療への具体的なアプローチを説いたものです。

プレインツリーの柱となるのは、院内や病室の環境を患者自身が選択し、管理すべきだという認識です。患者に対する尊敬の気持ちから発した考え方であり、病院は患者にもっと権限を与えるべきだという立場に発展しました。

こうした考え方に対し、当初は、多くの病院が「過激すぎる」ととらえ、強い抵抗を示しました。いまだにアメリカでも、官僚的な機構をもつ病院では拒否感が強いようです。

しかし私はこの考え方が好きですし、アメリカでは着実に根付きつつあります。かつては、一度も入院生活を経験したことのないような建築家が病室をデザインすることがありましたが、最近では患者自身に設計に参加してもらおうという動きもあります。

そもそも病院のような場所では、設備やシステムのほうが利用者である患者に合わせるべきであり、患者さんのほうが病院のやり方に合わせなければならないというのでは本末転倒です。

あなたを温かく迎えてくれるか

それでは、具体的に病院の建物を検討してみることにします。まずは建物の外観です。建物の外観は、そこを本拠とする組織の第一印象を形づくるうえでひじょうに大切な要素です。そしておもしろいことに、第一印象がその組織の本質をそのまま表していることが少なくありません。

今、あなたの前に一つの病院があるとしましょう。それは、ひときわ目立つ建物ですか。魅力的なデザインに見えますか。冷たく、事務的な感じはしませんか。温かく迎え入れてくれるような雰囲気はありますか。周囲に自然がありますか。建物の周囲に木や花が植えられ、きれいに手入れされていますか。駐車場には、ちゃんと身障者用のスペースが整備されていますか……。

アメリカでは多くの病院が建築デザインで賞をとっていますし、実際、多くが近代的なオフィスに負けず劣らずファッショナブルです。しかし私の印象では、日本の病院はまだほとんどが白く角張った箱型の建物で、人間味がありません。建物の周囲も十分に手入れされていません。率直に言って、退屈なお役所の、それもかなり古い建物と同じです。

　これでは、そうでなくても滅入りやすい患者さんたちが、ますます暗い気分になってしまいます。精神的に落ち込めば、病気の回復だって遅れるもの。外から見て冷たい印象のある建物は、その病院が患者の精神的なケアに配慮していない証拠です。

次に、玄関周辺や受付ロビーを見てみましょう。道路には、わかりやすい標示が出ていましたか。玄関は簡単に見つけられましたか。ロビーに一歩、入ったとき、温かみや面倒見のよさ、あなたへの関心や配慮、尊敬が感じられましたか。信頼感と気品のある設計になっていますか。それとも、大勢の患者さんでごったがえす待合室への、単なる通路にすぎませんでしたか。

ここで私の言う「温かみ」とは、訪れた人の気持ちをなごませ、落ち着かせてくれる要

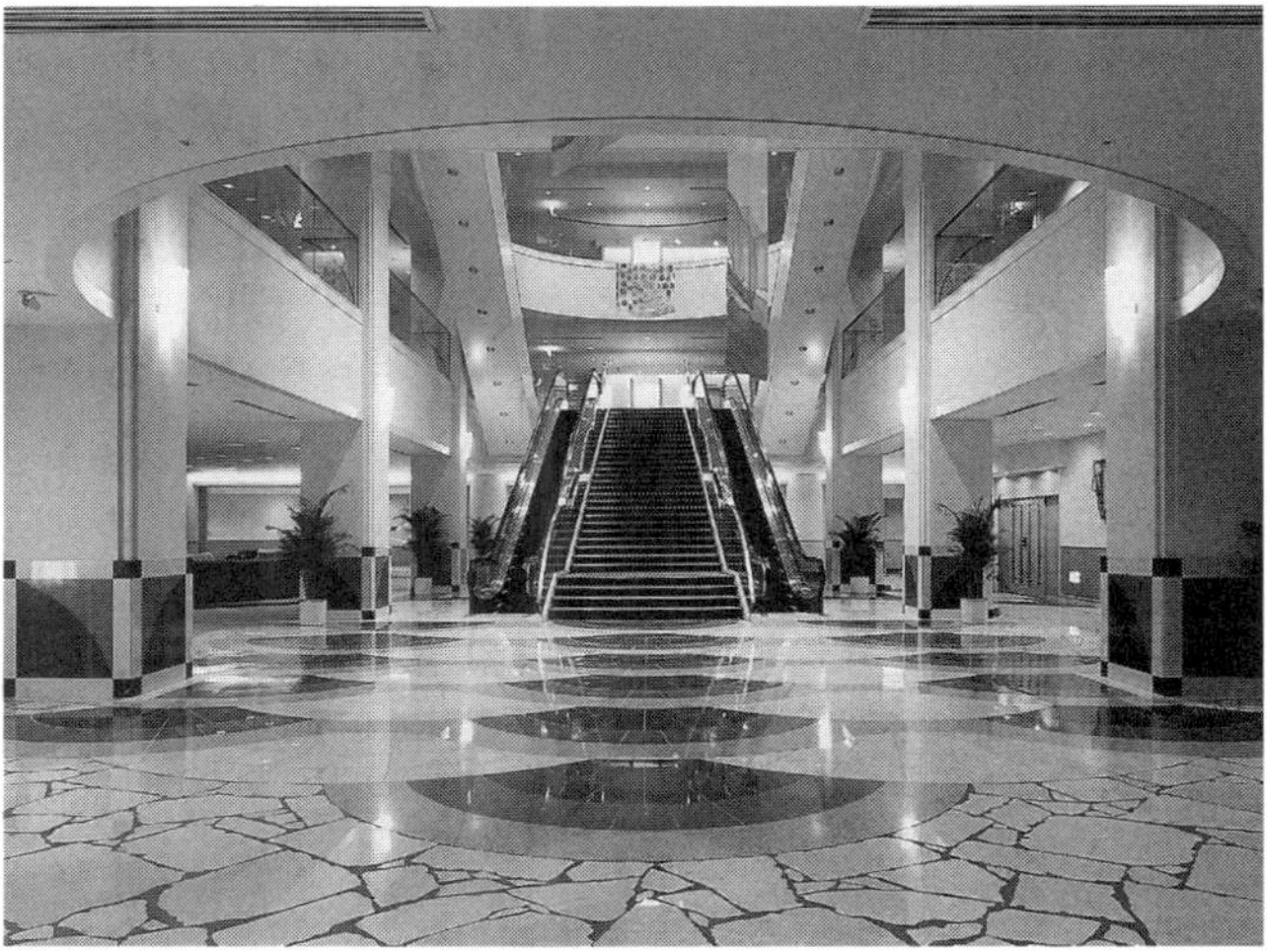

亀田クリニック（千葉県鴨川市）のホール。1995年にオープンした大規模外来クリニックである亀田クリニックは、アメリカの建築士グループにより、患者の第一印象をいかによくするかを主眼に設計されました。

素のことです。具体的には、やわらかい自然光が取り入れてあったり、きれいな植物が配置されていたり、明るいなかにも落ち着いた色調でインテリアが統一されていたり、美しいアートワークが飾られていたりする様子です。

そうした面に細かく配慮された玄関には、あなたを気持ちよく迎え入れようという姿勢が表れています。患者は安心し、落ち着いた気持ちで受付に向かうことができます。

しかし、もし玄関を入ったとたん、未知の領域に足を踏み入れたような感覚にとらわれるなら、そこには間違いなく温かみが不足しています。違和感や不安感が、おそらく最後まであなたにつきまとうでしょう。

各科共通待合室は危険

玄関ロビーの目立つ場所に、ミッション・ステートメントが掲げられているかどうかにも注目してください。ミッション・ステートメントとは、その病院の使命と姿勢について明示したものです。これを見れば、その病院が患者さんをどの程度、たいせつに考えているかがわかるはずです。

ロビーに入ったら、受付係をはじめとするスタッフの態度や案内標示を観察しましょう。受付係はあなたを歓迎してくれましたか。親切ですか。言葉使いはていねいですか。あなたに話しかけるとき、あなたのプライバシー保護に配慮してくれましたか。

他のスタッフたちの様子にはプロフェッショナルな雰囲気がありますか。きちんとした清潔な身だしなみをしているでしょうか。

あなたが向かうべき場所をはっきりと教えてくれますか。病院に入ったはいいが、いったいどこに行ったらいいかわからない。どこで待てばいいかもわからない……。日本の病院ではよくあることです。これでは、患者に関心を払ってくれているとは言えません。また、患者に対する尊敬や関心は、通路の様子にも表れます。ワゴンや家具が雑然と置かれた通路では、車椅子で動き回るのがたいへんだし、だいいち危険です。

さて、待合室に通されました。椅子やソファは十分にありますか。座り心地は快適ですか。周囲が騒々しくはありませんか。待っているのは、特定の科で診療を受ける予約の患者さんだけですか。それとも、各科共通の待合室で、大勢の患者が集まっているのですか。

病院は、けっして安全な場所ではないと述べました。どれほど清潔に見えても、さまざまな病原菌やウィルスをゼロにすることはできません。待合室が共通で、集まる患者の数が多ければ、当然、菌やウィルスの種類も数もそれだけ多くなります。感染の危険が高くなるということです。軽い結膜炎で病院に行っただけなのに、インフルエンザまでもらってしまうような事態が起こります。

診療を受けるまで、どのくらい待たなければならないかも問題です。評判のいい病院や医院では、長く待たされるのもしょうがないとあきらめている人が多いようですが、ほんとうにそうでしょうか。

病院であるかぎり、診療時間の予定が狂うのは、ある程度、やむをえないことです。患者を診るのはオートメーション式に工業製品を製造するのとは違います。前の患者さんの診療に時間がかかれば、次の患者さんの待ち時間が長くなることはあります。予約外で緊急の患者さんが飛び込んでくることもあります。

しかし、同じ待たせるにしても、どのくらい待たなければならないかを患者にちゃんと教えてくれれば、患者のほうにも対応のしかたがあるでしょう。家に戻って出直すこともできます。いったん病院の外へ出て他の用事をすませることもできます。

いつになったら診てもらえるのかわからないまま、イライラした気分で、しかも混雑した待合室で待ち続けるなど、患者にとってはほとんど拷問です。

ことに予約診療の場合、スケジュールが遅れているなら、遅れた事情と状況をきちんと説明すべきです。「あなたの診察まではあと何分かかります」といった情報を伝えるべきです。この程度のことは、アメリカでは当然のように行われています。医者やスタッフも忙しいでしょうが、患者さんだって貴重な時間を割いて病院を訪れているのです。

病室のアメニティは十分か

ホテルの部屋には、アメニティ（快適さ）のための設備や用品が準備されています。バスルームにはタオル、石鹸、シャンプー。ベッド脇のサイドテーブルには電話、時計、ラジオ。サイドボードにはグラス類。そして、もちろんテレビ……。

ホテルは、人々が自宅を離れて宿泊する場所なのですから、できるだけ快適に、不便なく過ごせるよう、あらかじめ必要なものをそろえ、最善の配慮をするのは当然でしょう。ところが日本の病院の病室では、いまだにテレビがレンタルです。おかしいと思いませんか。

なにも、テレビが人生に不可欠なものだと言うつもりはありません。健康な人間が、自宅で不自由なく過ごすときなら、もちろんテレビなどなくていいのです。しかし、入院生活は退屈なものです。散歩に行きたくても歩けず、ベッドから動けない患者さんだっています。本や雑誌すら読めない場合があります。そんなとき、テレビやラジオがどれほど救いとなるでしょう。患者さんのアメニティを考えれば、やはりテレビぐらいは備えつけで

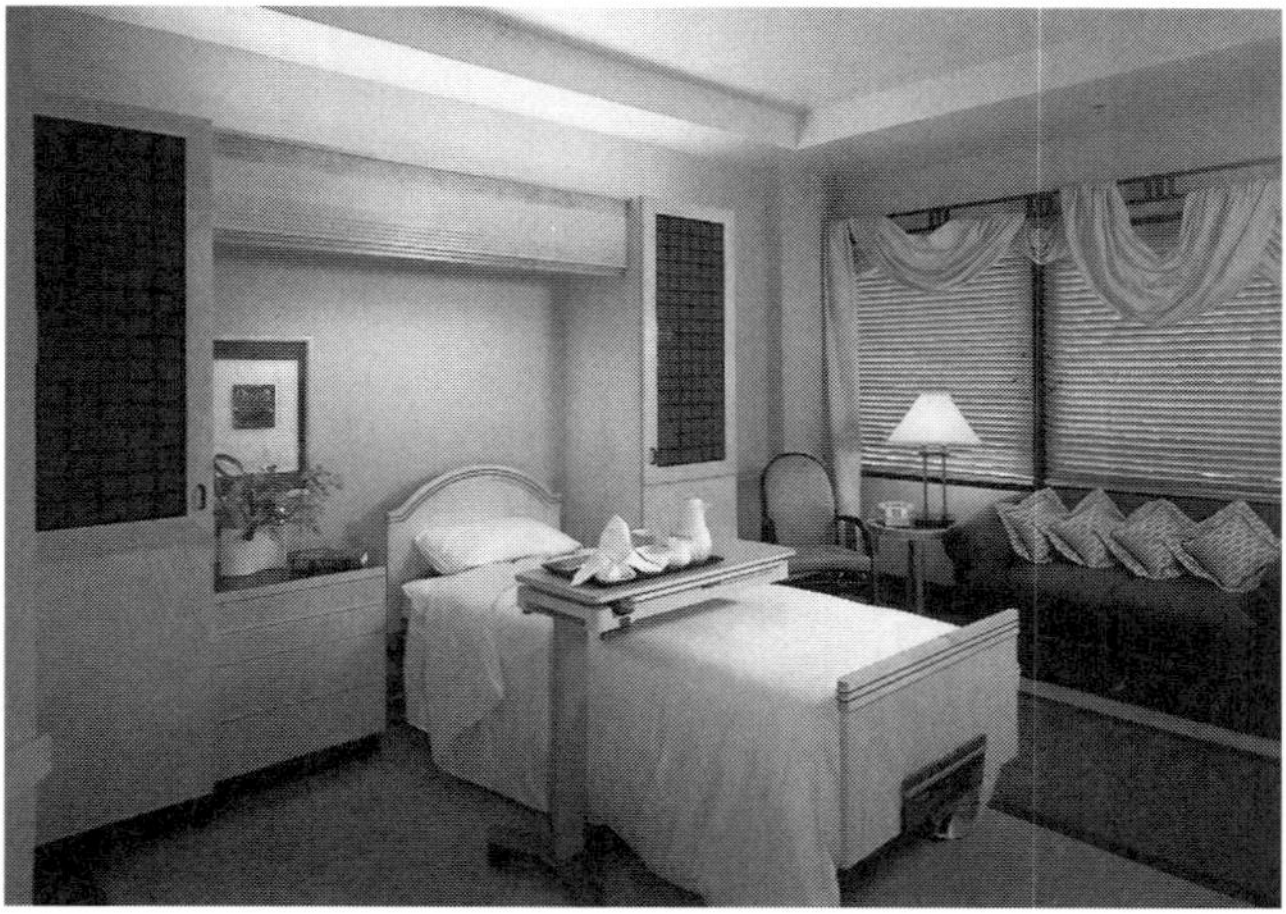

リカバリー・ケア・センター（カリフォルニア州フレズノ）の病室。標準的な病院個室の例。温かさを感じさせる色調と照明デザインにより、ヒーリング・エンバイランメントがうまく演出されています。これがアメリカの標準なのですから、日本の４人部屋を初めて見るアメリカ人がショックを受けるのもおわかりでしょう。 ©Kasparowitz Architectural Photography

あるべきです。

ここでは、一部、第三章で述べた話の繰り返しになりますが、アメニティの観点から病室をチェックしてみることにしましょう。

旅行中、ホテルに泊まることを考えてみてください。もし、与えられた部屋が四人部屋で、しかも相部屋の三人が見ず知らずの人間だとしたら、あなたはその部屋に泊まりたいと思いますか。ほとんどの人はお断りでしょう。

ところが、日本の病院では四人部屋が常識のようにまかり通っています。なぜ、ホテルでは許されないこ

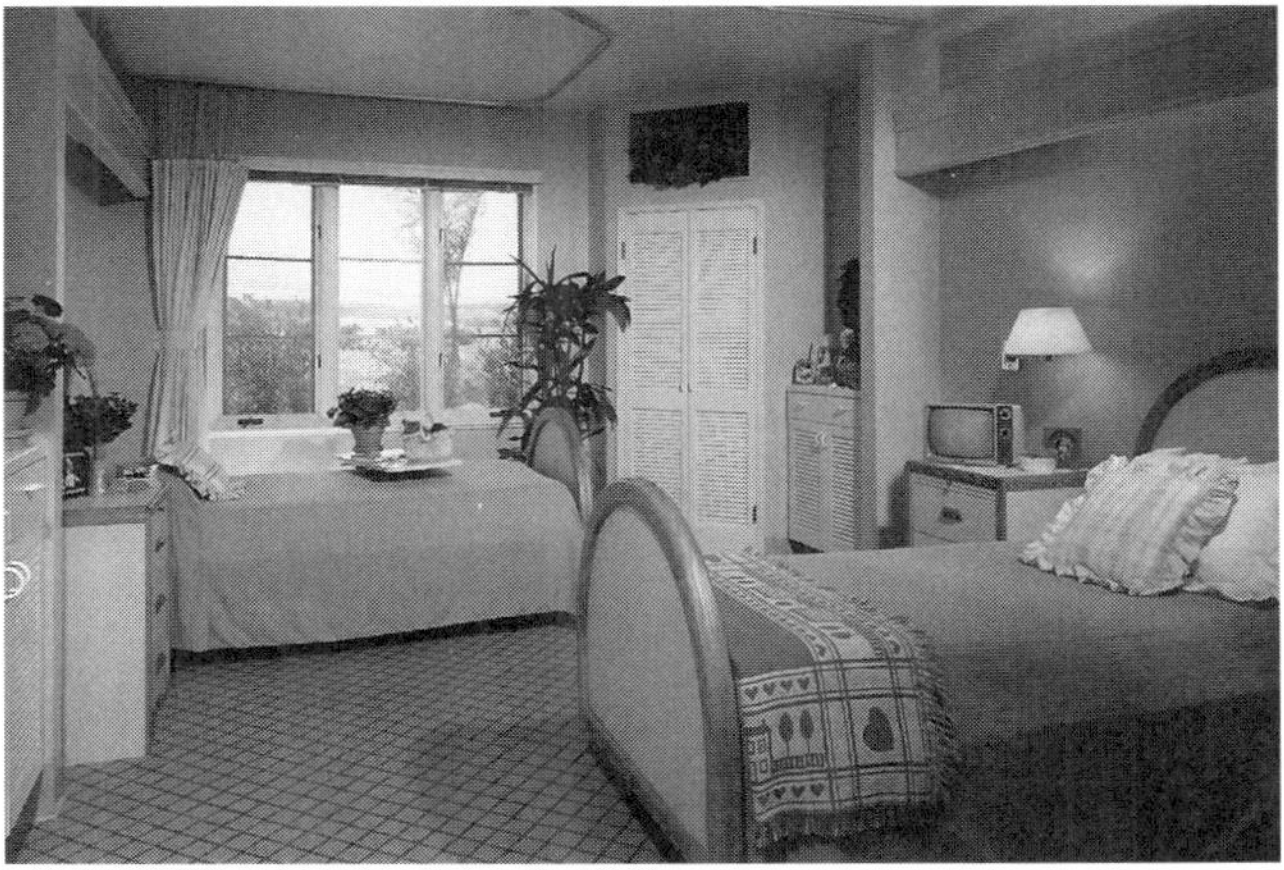

カーサ・パーマー病院（カリフォルニア州デルマー）の２人部屋。標準的な２人部屋病室の例。３人以上の病室は、アメリカではもはやほとんど見ることがありません。　©Kim Brun

とが、病院では許されるのでしょう。

病院では、同室の患者が多ければ多いほど、院内感染の危険が大きくなります。まして八人もまとめて詰め込まれ、互いのベッドがカーテンで仕切られるだけでは、落ち着いて休むこともできません。

日本の場合、さまざまな事情から「何が何でも個室」というわけにはいかないかもしれませんが、できるかぎり、相部屋となる患者数の少ない病室、そしてそういう病室を提供してくれる病院を選ぶべきです。

また、アメリカの場合、患者を洗面台もない部屋に収容することは、法律で禁じられています。同様に、どの病室にもトイレが備えつけられています。

じつを言えば、日本にやってきて、病室でいわゆるポータブルトイレ（移動式便器）が使われているのを見たとき、私はたいへんなショックを受けました。まるで一九三〇年代にタイムワープしたようでした。それまでは、中国に行ったときを唯一の例外として、病院でポータブルトイレを見たことはなかったのです。

病室でポータブルトイレを使うなどということは、絶対に許されるべきではありません。快適なものではないし、悪臭はするし、不潔です。だいいち、患者さんの尊厳も何もあったものではないでしょう。病人だからといって、そこまで屈辱に耐える必要はないはずです。

アメリカの病院では、病室の壁にも美しいアート作品が飾られていることはすでに述べました。自分の好みに応じて絵や写真を選べる病院もあります。家族や見舞い客のためのソファやテーブルもあるのが普通です。

現状において、日本の病院にいきなりそこまで要求しても無理でしょう。しかし、少なくとも壁に汚れやシミがないこと。床や窓ガラスがきれいに磨かれていること。室内が明るく、空調機器が整備されていること。このくらいは望んでしかるべきです。

トイレも洗面台もない部屋に、カーテンで仕切られたベッドが八台。こんな施設は、世

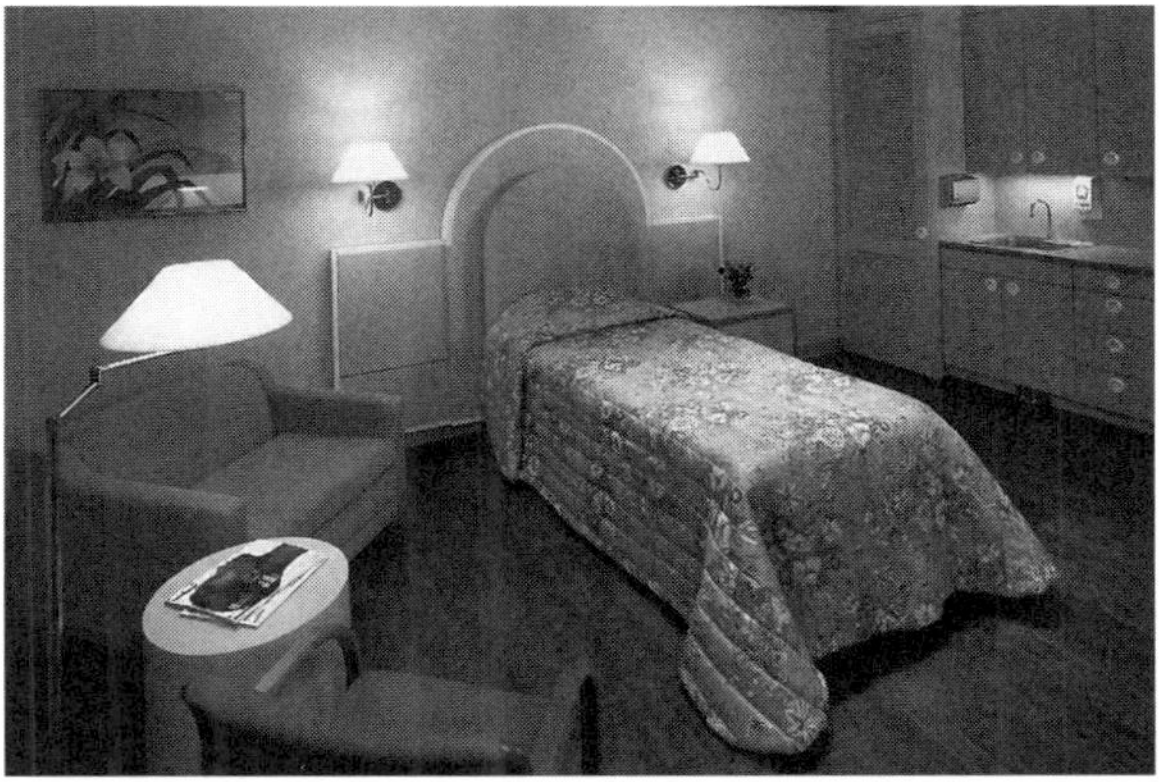

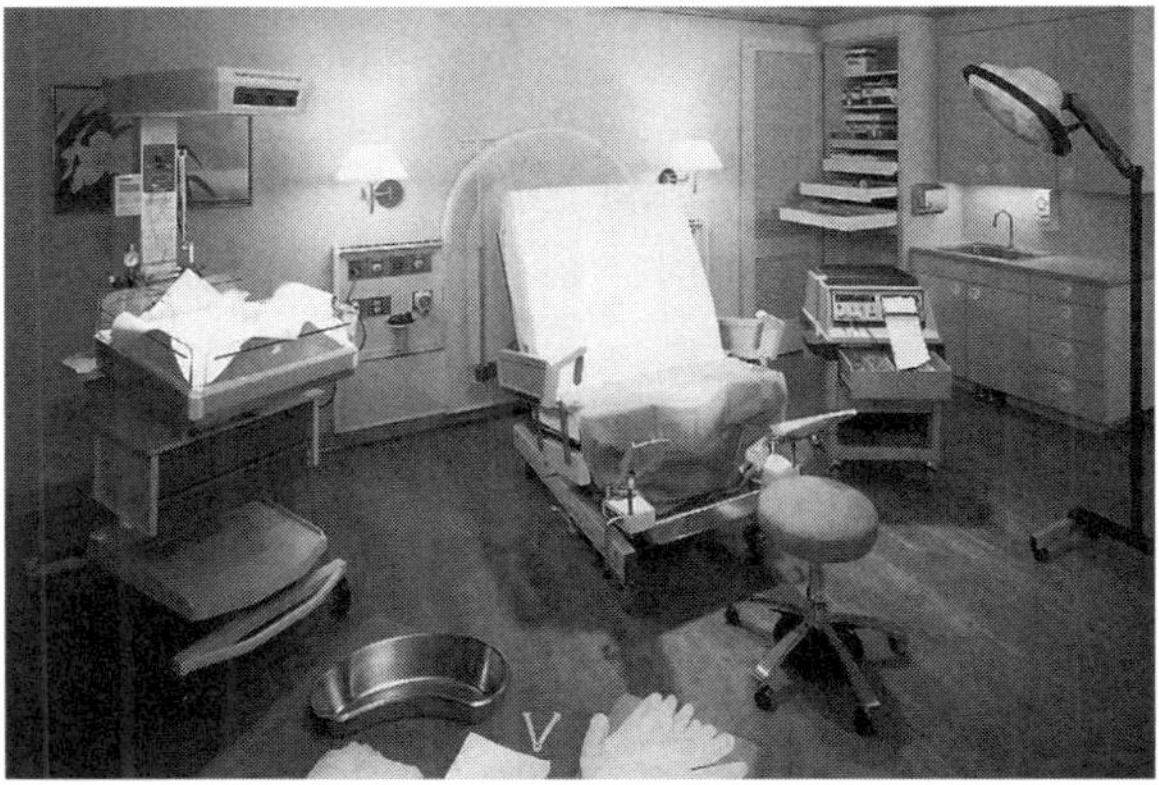

パシフィック・プレスビテリアン・メディカル・センター（カリフォルニア州サンフランシスコ）のLDRP室。この2枚の写真は、陣痛、分娩、回復、産後を表す英語それぞれの頭文字をとってLDRP（分娩出産兼用室）と呼ばれる入院室です。上の写真は入院時のレイアウト。分娩時には下の写真のように準備されます。産婦はこの部屋に入院し、そのまま産後の回復まで移動させられることはありません。産婦は部屋の照明や空調を好きなようにコントロールできますし、いつもおいしい特別食が給仕されます。ソファベッドがありますから、夫も宿泊することができます。アメリカでは、こうしたLDRP室が普通で、産婦にも好評です。一方、多くの欧米人は日本の病院の産科病室を見て、違いの大きさにたいへん驚きます。　©David Wakely

界の常識ではとうてい「病室」と呼べるものではありません。巻末に病院や診療所をヒーリング・エンバイランメントの観点から評価するためのチェックリストを用意しました。次にどこかの病院を訪れる機会があったら、ぜひ点数をつけてみてください。

ディスクロージャーに積極的か

さて、建物や病室、つまりハードウェアの話はとりあえずこのくらいにして、ソフトウェアのチェックを始めましょう。病院にとっていちばん大切なのはもちろん、患者に対してどんな診療を行い、どのような姿勢でケアするかという点です。

まずは、その病院がディスクロージャー、つまり情報の開示に積極的であるかどうかを見ることです。患者に提供する医療に対して自信がある病院なら、どんな情報であれ堂々と公開できるはずだからです。

現在、アメリカでは多くの病院がインターネット上でホームページを公開しており、患者は事前にいくらでもその病院について調べることができます。また、病院はホームページを通じて、一般からのさまざまな質問に直接、答えています。

アイオワ大学病院のホームページでは、専門別に医師のプロフィールを公開しています。その医師がどこで研修を受け、どのような資格をもっているかがたちどころにわかるし、顔写真を見ることもできます。

また、ミネソタ州ロチェスターにあるメイヨー・クリニックは、ベストセラー（かつロングセラー）になった家庭医学書の編集で世界的に有名ですが、その医学書のCD－ROMとリンクした、インタラクティブなホームページを提供しています。

日本にも、情報公開に積極的な病院が出てきています。私たちの亀田総合病院でも、日本語（http://www.kameda.or.jp/）と英語（http://www.kameda.com/）のホームページをもっています。日本語版と英語版は互いにリンクしていますが、内容はそれぞれ独立したものにしています。ホームページ以外にも、やはり日本語と英語の資料やビデオテープを用意しています。患者さんに私たちの病院をよく知ってもらうためには、当然の努力でしょう。

ホームページや印刷物、ビデオテープなどのほかにも、病院の情報を知るいい方法があります。病院のスタッフから直接、教えてもらうのです。もし、あなたの住む町に大病院があるなら、あなたの友人知人やご近所の人のなかに、たいていその病院の関係者がいるものです。直接、勤めているわけではなくても、看護婦や職員を知っているということがよくあります。

もし、その病院に関心があるのなら、多少は面倒でもなんとか知己をたどって、病院のスタッフから直接、話を聞く機会をつくってみてはどうでしょう。私自身もよく外国人仲間から電話を受け、どの病院にかかるのがいいか相談を受けますし、亀田総合病院についても聞かれます。

自分の勤務先と仕事にプライドをもっている職員なら、誰でも患者さんからの質問に隠し立てなく答えることで患者さんの助けになりたいと思うものです。患者さんの病気に応じて、自分たちの病院に来るのがいいのか、他の病院に行ったほうがいいのか、正直にアドバイスしようと思うはずです。

もし、その病院が多くの問題を抱えている場合はどうでしょう。スタッフが自分の病院に不満や疑問を抱えているとすれば、病院に対していかに忠義立てしようとしても、やはり患者を前にして露骨なうそをつくことはできないものです。言葉や表情の端々に本心がのぞくはずですから、だいたいの状況を推し量ることができます。

開業医の「紹介」はアテにならない

アメリカ医師会（AMA）は、「よい医者」の選び方についてガイドラインを発行しています。そのなかで、まず患者が知るべきこととしてAMAが挙げているのは、その医者の出身大学がどこかということと、専門医の認定を受けているかです。

アメリカで専門医として認定されるためには、専門科目を履修した後、実習を行い、国家試験に合格しなければなりません。認定を受けた専門医と一般の医者とでは、知識的にも技術的にも歴然とした差があるとみなされますから、勤務する病院の待遇も違うし、患者が抱く信頼感も違ってきます。

日本の場合、各学会ごとに専門医制度が設けられているのですが、認定の基準が学会によって異なりますし、そもそも専門医になるための過程がアメリカほど厳しくありません。「専門」の定義からして違うのです。患者のほとんどは、その医者がどんな領域の専門医であるかなど、ほとんど関心がないようにすら思えます。

医者の出身大学や研修経歴に関しても、日本の患者たちは無頓着な様子です。日本は一般に学歴社会と言われ、受験戦争もアメリカでは考えられないほど熾烈なのに、どうして医者の学歴や経歴には無関心なのか不思議でなりません。

すでに述べたように、アメリカのいくつかの州では、インターネットやフリーダイヤルで医者の経歴を知ることができます。その医者が深刻な苦情の申し立てを受けていないか、過去に訴えられたことはないか、医師免許停止などの処分を受けたことがないか、などの情報も簡単に手に入れることができます。医師会自体が、明確に患者保護の立場をとっているからです。ＡＭＡのホームページ（http://www.ama-assn.org/）には、医師の資格に関する情報はもちろん、患者の権利に関する法律についても掲載されています。

ところが日本では、一般の人々がそうした情報を簡単に入手することができません。通院や入院が必要な患者は、かかりつけの個人開業医から適当な病院の専門医を紹介してもらうのが一般的です。その専門医は、開業医の知り合いだったり、大学の恩師や先輩だったりすることが多いようですが、たいていの場合、患者個人にとってはまったくなじみのない医者です。

ほかに方法がないのなら、しょうがないでしょう。しかし、紹介された専門医について、開業医からできるだけの情報は聞き出しておくべきです。

開業医が言葉を濁すようなら、あまり信頼できない専門医なのかもしれません。返事があいまいな場合は、ひょっとして単なるあてずっぽうの紹介なのかもしれません。開業医自身、その専門医のことをよく知りもしないで紹介している可能性があります。

外科手術が必要な場合は、紹介された外科医が実際に執刀してくれるのかどうかも知りたいところです。大学病院のような教育施設では、若い医者が手術助手をしたり、熟練医の監督のもとで手術の一部を担当することがあります。教育機関である以上、このこと自体は責められる問題ではありません。しかし、患者のほうでも納得しておく必要はあるでしょう。もし心配なら、事前に責任者からよく説明を聞いておくべきです。

次に知っておきたいことは、主治医が入院期間中のとくに大事な時期に、病院を留守にする予定がないかということでしょう。医者は学会などに出席するため、一週間ほど病院を留守にすることがよくあります。その間は、別の医者があなたを担当することになります。誰が、どのくらいの間、あなたを診ることになるのか確認しておきましょう。

アカウンタビリティを果たしているか

こうしたことは、本来、患者に聞かれなくても、医者のほうから説明すべきです。医者には、患者が判断を下すために必要な情報を説明する義務、つまり「アカウンタビリティ」が課されているのです。説明が足りないと感じたら、あなたのほうから積極的に質問してみましょう。

アメリカの医者は、患者からの質問には進んで答えようとします。質問の内容としては、やはり出身大学や専門医認定についてが多いようです。

そのため診察室では、患者さんの目につきやすいよう、医者のデスクの脇に卒業証書や専門医の認定書、そして学会の会員証などがよく掲げられています。診察室を訪れた人なら誰でも、一目でその医者の出身大学や卒業年度、所属学会、専門分野などがわかります。日本でも、個人の開業医院で同じような掲示をしているところがありますが、一般には稀でしょう。

ほかによくある質問は、所属学会名、インフォームド・コンセントやセカンド・オピニオンについての考え方、治療方針を決める際に患者の家族がどこまで関与できるかなどです。もちろん料金についてもよく質問されますし、ガンなどの場合は、告知の問題やカルテの開示についても、医者の立場を明らかにしておかなければなりません。患者さんの立場で考えれば、このような問題に関心を抱くのはしごく当然です。

一方、病院全体に関わる重要な問題については、病院側が方針を示し、スタッフがそれに従って患者に説明します。病院としてのアカウンタビリティを果たすためです。

こうしたオープンなやり方が、アメリカでは長い間、一般的でした。しかし、じつを言えば最近、さまざまな理由から好ましくない方向に変わりつつあります。

世界のいたるところで、財務的な理由から、何かにつけて「効率」が重視されるようになりました。病院も例外ではありません。医者が患者一人ひとりと長い間、話し込んでいるようでは収益が上がらないと考える人がいます。

医者たちが、病院の経営者から「できるだけ多くの患者を診るように」と急かされる時代になったのです。医者の仕事が生産性を問われるようになると、まず犠牲になるのは患者一人ひとりに割く時間です。

流れ作業で多くの患者を診るのは、日本では普通ですが、アメリカ人にとっては容易に受け入れられることではありません。私自身も、医者が患者のために十分な時間を割き、患者さんの不安や心情や期待を理解することは、患者さんの信頼を得るうえでひじょうにたいせつだと考えています。そのような関係がなければ、医者と患者の相互理解など得られようがなく、正しい治療法を決めることはできません。

病院にとって、財務状況や経営状態はもちろん重要な問題です。しかし、患者の信頼を失えば、結局、その病院は立ち行かなくなるでしょう。

本来、課せられているアカウンタビリティをきちんと果たし、患者さんと良好な関係を保ちながら、いかにして病院経営を効率化させていくか。これは、日本の病院にとって大問題であると同様、アメリカの病院も直面している大問題なのです。

カルテを開示しているか

さて、病院側がアカウンタビリティの義務についてどう考えているかがいちばんよくわかるのは、カルテの扱いです。ここでは患者の診療記録、つまりカルテについて少し考えてみましょう。

カルテの原本の所有権は病院にあります。カルテが、患者に治療を施すためにも、折りにふれて病歴をチェックするためにも必要である以上、これは当然です。しかし、カルテに書かれた記録そのものについては、患者にも所有権があります。患者自身の記録だからです。患者には、一定の条件のもとで、いつでもカルテを見る権利があります。

亀田総合病院では、電子カルテ・システムが整備されていて、患者さんは自分の記録に、好きなときに目を通すことができます。しかし、その他の病院では多くの場合、カルテはいまだに手書きであり、書式が標準化されていないため、ひじょうに読みにくく、整理もしにくい状況です。

医学的に素人である患者さんが見ても何が書いてあるのかさっぱりわからない場合が多いし、当の医者や看護婦ですら、必要事項を見落とす可能性があります。主治医がカルテを探すのに手間取った結果、あなたには使用できない薬を処方してしまったり、危険な相互作用のある薬を処方してしまう危険だってあります。だからこそ、あなた自身が定期的に自分の記録をチェックする必要があるのです。

まず、病院を選ぶ際には、カルテの記入や保管がどのような形で行われているのか、患者が希望すればいつでも見られるのか、この二点を確認してください。この段階で返答をしぶったり、態度があいまいだったりする病院は、情報開示そのものに対して消極的だということです。

もし、あなたがすでに通院中だったり、入院中だったりする場合、いきなり「カルテを見せてほしい」などと言い出せば、いやな顔をする医者もいるでしょう。いちばんいい方法は、看護婦に頼むことです。看護婦は他の誰よりもカルテに触れる時間が長いため、あなたのカルテがどこにあり、いつなら借り出すことができるのかをよく知っています。

看護婦に頼んでも埒があかないときは、主治医に頼んでください。それでもだめなら、院長や事務長に申し出ることです。あきらめてはいけません。

カルテの記述には専門用語や記号が多く、一般の人にはなじみのない言葉ばかりだと思います。そのうえ日本では、日本語と英語、ドイツ語がちゃんぽんで使われているため、なおさらわかりづらいでしょう。しかし、おじけづくことはありません。カルテには図や表や写真が添付されていますし、病状が複雑なときは絵で説明することもあります。

もし、医学的な記述がまったく理解できなかったとしても、患者がカルテを見ることはけっして無意味ではありません。

ここでチェックすべきことは、専門的な記述よりも、日常の処置がきちんと記録されているかどうかです。主治医が毎日、決まった時間にあなたのベッドを訪れ、症状の変化についてきちんと記録しているかどうかは、カルテを見るだけでわかります。

文字が、正確に、読みやすく書かれているかどうかもチェックしておきましょう。これも大切なことです。カルテの記載は、看護婦やスタッフに対する医者からの指示でもあるからです。文字が読みにくければ、後でそれを見たスタッフが誤解して、間違った処置を行う危険があります。

カルテのなかに、あなたが理解できないようなメモやコメントはありませんか。あるいは、いつも医者や看護婦から言われていることと食い違ったり、矛盾することはありませんか。気になることは、ためらわずに質問してください。

アメリカの病院では、患者が退院したり、転院する際、患者の希望に応じてカルテの全ページをコピーして渡します。しかし、カルテの全コピーを要求されたときの姿勢は、日本では病院によってだいぶ違うようです。

多くの場合、主治医や診療科の部長医師が、どう対応するかを決定します。もちろん、最終的な決定は院長が行うべきですが、この種の要求に対してどう対処すべきかを明確に文書化している病院は多くありません。そのため、どうしてもその場かぎりの対応になりがちです。率直に言って、患者さんの希望どおりになることは少ないでしょう。

病院や医者の側にも言い分はあるようです。診療記録をすべて、フィルムや写真、その他の画像に至るまでコピーするのはたいへんな作業だと言うでしょう。なにしろ、カルテだけで数百ページにもなる場合も珍しくはないのです。スタッフが不足している病院や、このようなサービスの料金を決めていない病院では、「とても対応できない」と答えるかもしれません。時間と経費の無駄だとみなされるためです。

そのようなときは、せめてカルテのサマリー（要約）だけでもコピーしてもらえるよう頼んでください。もし、その病院の治療レベルに疑いがあったり、医療ミスの訴訟を考えているのならなおさらです。一刻も早くカルテを手に入れる必要があります。

あなたの治療の経過や診療記録を知ることは、インフォームド・コンセントのうえでも重要です。医者から外科手術の必要を説明されたり、治療の選択肢を与えられたりしても、自分の病状を正しく理解していなければ判断のしようがありません。

自分自身の病状や治療法、処置にともなう効果やリスクを知ることは、患者の権利です。これほど単純明瞭なことが、いざ実際に行おうとするとかくも厄介な問題となってしまうのが、私には不満でなりません。

「検査漬け入院」を避けるために

ここからは、すでに決まった病院に通院したり、入院している方のために、できるだけ安全で快適な病院生活を送るためのヒントをご紹介していきましょう。

まずは、日本の病院に特徴的な「検査漬け」の問題です。

「大きな病院に行けば、何でも詳しく検査をしてくれる。だから安心だ」

日本の患者さんのなかには、こんなふうに思っている方がいるかもしれません。しかし、検査が多いことと、それらがほんとうに必要な検査であり、その後の治療に役立っているかどうかは別問題です。

日本の病院では、他国と比較しても、検査の件数が多すぎると言われます。治療を受けるために入院したのに、最初の数日は検査ばかり。別の病院に移れば、また同じ検査のやり直し……。

検査が多すぎるのではないかと感じたときは、すぐ医者に質問してみることです。ひょっとしたら、それは病院の収入を増やすための検査かもしれません。

たとえば、病院では検査のための採血が日常的に行われています。もちろん血液検査が診断に役立つことは多いわけですが、同時にそれは病院にとって重要な収入源となっています。血を少々、採られたとしても患者に害はありませんが、もしそれがたいして意味のない検査だとすれば、不要な出費を強いられたことになります。

あなたが紹介患者の場合、すでにかかりつけの医院で受けたのと同じ検査を、新しい病院ですべてやり直さなければならないかもしれません。理由は通常、かかりつけの医院が用意した紹介状にあなたの検査記録がつけられていなかったか、つけられていたとしてもその結果が信用できないものだったかのどちらかでしょう。

しかし、新しい病院のスタッフがうっかり検査記録を見落としている可能性もあります。だから、ほんとうに再検査する必要があるかどうか、質問してみる価値は十分にあります。

悲しいかな、私たちは権威に弱いものです。患者さんのなかには、医者の前では身がすくんでしまう人だっているでしょう。しかし、思い出してみてください。医者はそもそもあなたがた患者さんのために働いているのです。間接的にではありますが、彼らの給料を払っているのは、あなたです。

たとえば、こんなふうに尋ねてみてはどうでしょう。

「先生、できるだけ出費を抑えたいので、検査は必要最少限にしてほしいのですが、どうでしょうか」

これなら考慮してもらえるのではないでしょうか。

一方、これまで経験したことのない検査を受ける場合、あるいは、聞いたこともない検査を受けることになったら、かならずそれが何を目的としたどういう検査なのか質問してみることです。

ことに、その検査が身体のなかに管などを入れて傷つけるものであったり、痛みを伴うものだとすれば、それがどうしても必要なのか、ほかに代わる方法はないのか、患者自身が納得できるまで質問するのが当然です。血液を採取されるときでも、尿検体を採られるときでも、それによっていったい何を知ろうとしているのか、患者自身がつねに確認すべきです。

気になるのは「検査漬け」だけではありません。「薬漬け」についても、十分に注意したいところです。

とくに怖いのが抗生物質です。第二章でも述べたように、抗生物質の濫用はひじょうに危険です。もし感染症にかかっていないにもかかわらず抗生物質が投与されることになったら、明確な説明を求めてください。

さらに日本の病院では、アメリカと比べて点滴がかなり多いように感じます。単なる体液増量剤にすぎない液体を、当然のように点滴します。おそらく保険点数の関係で、病院にとってよい儲けになるからでしょう。

薬の投与効果から見れば、点滴のような静脈注射にはたしかに大きなメリットがあります。直接、静脈に針を射し込んで薬を入れるわけですから、効果が早いし、無駄がありません。

しかし、メリットが大きい反面、大きな危険が潜んでいることを忘れてはなりません。静脈注射は、やり直しがきかないのです。一度、間違いがあると、口から飲む経口剤よりずっと早く作用が現れます。ミスに気づいたときには、もう手遅れということが少なくありません。実際、間違って別の薬を点滴してしまった結果、患者が死亡するといった事故が頻繁に起きています。

だから、点滴を受けるときは、それがどういう薬なのか、点滴しか方法がないのか、そして、きちんと処方されたとおりの薬が入っているのか、医者や看護婦に確認しておくほうがいいでしょう。「うるさい患者だ」と思われるかもしれませんが、相手がうるさい患者であるほど、医者やスタッフは気を遣うようになるものです。

院内感染の危険はないか

院内感染についてはすでに詳しく触れましたが、病院を訪れたり、入院生活を送るうえではきわめて重要な問題ですから、ここでも簡単に触れておきましょう。

あなたがすでに特定の病院で治療を受けているとして、あなたの主治医は患者を診るごとに手を洗っていますか。看護婦はどうですか。診察室に洗面台はありますか。あなたの病室ではどうですか。

日本では、病室に洗面台のない病院が珍しくありません。廊下やトイレの前に共用の洗面所があるだけです。そういう病室があたりまえだと思っている人がいるかもしれませんが、とんでもありません。

手洗いをしっかり行うことは、院内感染防止の第一歩です。医者であれ、看護婦であれ、患者の身体に手を触れたら、次の患者に移る前に手を洗うのが当然です。

ことに日本の病院では、六人部屋や八人部屋の場合、看護婦は同部屋の患者を次々に世話することもあるでしょう。いちいち廊下に出て洗っているのでしょうか。病室に洗面台がなければ、看護婦があなたの処置を行う前にちゃんと手を洗っているかどうか、自分の目で確かめようもないではありませんか。

日本では、急性期病床における一ベッドあたりの看護職員数が、アメリカの四分の一にすぎません。忙しさも並大抵ではないでしょう。そのため、手洗いのような基本的な習慣をおろそかにしてしまう可能性があります。

ここまで医者の見方について多くを書いてきましたが、患者がいちばん身近に接するのは看護婦です。看護婦たちの日常の態度や行動についても、もちろん患者自身が厳しくチェックすることが必要です。

もし、あなたの主治医や看護婦が診察や処置の前に手を洗うのを目にすることがないようなら、ちゃんと手を洗っているかどうか、遠慮しないで尋ねてみるべきです。手洗いの代わりに手袋をしているというのなら、患者が代わるたびに新しい手袋に交換しているかどうか確かめてください。

考えてもみてください。彼らは一日に何人、何十人もの病人に接しているのです。あなたが医者や看護婦を介して、何らかの病気を移される可能性は十分にあります。

それが患者を守るための手袋であるなら、次の患者に移る前に取り換えるのが当然でしょう。そうでなければ、その手袋は、医者や看護婦が自分自身を守るためにはめているにすぎないということです。

病院食は「まずいもの」の代名詞?

病院の食事についても触れてみましょう。

アメリカでは、これまで長い間、病院食は「まずいもの」の代名詞としてジョークのネタにされてきました。ところが最近は、病院間の生存競争のおかげで、食事の質もドラマチックなほど改善されました。五つ星の病院レストランこそまだ耳にしませんが、多くの病院の食事が、以前と比べて大幅においしくなったことはたしかです。

日本の病院食は、まだまだ「給食」の域を出ません。患者には、自分の病室以外、食事をとる場所もありません。しかし、元気のある患者なら、カフェテリアやダイニングルームで食べることができるし、そのほうがずっと快適なはずです。

病院側にとっても、患者用の食堂があれば、かなりのコスト削減になります。患者一人ひとりから注文をとり、調理し、配膳し、食器を回収するという一連の作業の、多くの部分を省略できるからです。

日本の病院食の質が悪い点については、同情すべき事情もあります。保険から給付される給食費が、特別食の場合を除いて、一日わずか二一二〇円にすぎないためです。この予算では、いかにやりくりしても、一日三食ごちそうを提供するのは無理でしょう。

じつを言えばアメリカでも、一部の病院で入院患者が栄養不足に陥っているという声を耳にすることがあります。病院側が利益確保のために食事の質を落としているためです。

患者が入院中に体重を減らすのは珍しいことではありません。病気なのだから、しかたのない場合もあります。しかし、けっして栄養不足が原因であってはなりません。病院の食事は、カロリーが十分で、栄養バランスのとれていることが大切です。闘病中は、ふだん以上に体力やエネルギーが必要になるからです。

その意味でも、食事の配膳や後片付けに関わる作業は合理化したほうがいいのです。それによって浮いた予算を、食事の質を高めることに回せば、不満を訴える患者などいないはずです。

入院患者にとって、食事は数少ない刺激の一つであり、それがおいしければ大きな楽しみともなるでしょう。友人や知人がどこかの病院に入院した際には、ぜひとも食事の質や量、雰囲気などを聞いておくことをお勧めします。

ふだん、あなたが毎日、ビタミン剤を飲んでいるなら、入院中も続けていいかどうか、医者に尋ねてみるべきです。たいていの場合は、問題ないはずです。特別な食事制限がないのなら、やはり医者の許しを得たうえで、自宅から簡単な食べ物や好物を持参するのもいいでしょう。病院の食事ではどうしても食欲が湧かないようなとき、ちょっとした補助食として役に立つと思います。

ところで、日本ではほとんどの病院に、患者共用の冷蔵庫が用意されています。しかし、食べ物を持参する場合、この冷蔵庫を使うことはあまりお勧めできません。前にも述べましたが、一般に、管理状態がきわめて悪いためです。ときには、いつ、誰が入れたかわからないような、カビの生えた食品が放置されていることもあります。

しかし、もしあなたの病室が個室か、二人部屋で、専用の冷蔵庫が備えられているなら、使わない手はありません。飲み物やデザートも、いちいち売店から買ってくるより、誰かにディスカウントストアでまとめ買いしてもらって、専用冷蔵庫に保管しておくほうが便利だし、経済的です。

案外、こんなところにも、その病院の意識や姿勢が表れるものなのです。ナース・センターの隅に古びた共用冷蔵庫を置いただけで「患者の便宜を図っている」と胸を張るような病院には、衛生観念など最初からないと覚悟するほうがいいでしょう。

投薬ミス同様、食事ミスも起こる

病院では、投薬ミスが起こるのと同様、食事に関するミスも起こります。入院患者の給食の調理は調剤と同じで、毎回、たいへんな量を用意するのですから、絶対にミスがないということはありません。

たとえば、ベッド数六〇〇床の病院では、毎日一八〇〇食を用意する計算です。糖尿病や腎臓病で特別な食事が必要な患者さんもたくさんいます。特定の食物にアレルギーをもつ患者さんだっています。病院給食を準備するのは、学校給食よりずっと複雑な作業なのです。一膳くらい間違った患者さんのところに運ばれてしまっても不思議はありません。

まず、あなたが特定の食材に対してアレルギーをもつ場合は、入院時にそのことをはっきり伝えておきましょう。病院には、かならず専門の栄養士が常駐していますから、直接、相談したいと思うなら申し出てください。「よい病院」なら、きちんと対応してくれるはずです。

しかし、それでも間違いが起こりやすいのが病院食なのですから、毎回、食事を配膳されるたびに、アレルギー源となる食材が使われていないかを確認します。

もちろん、あなたが何らかの食事療法を受けているときも、医者の指示どおりの食事が正しく提供されているかどうか、自分で確認することが必要です。塩分を控えなければならないはずなのに、「今日の夕食はちょっと塩っからいな」などと感じたときは、すぐスタッフに申し出て、チェックしてもらいましょう。

配膳時刻が、ふだんと大きくずれたときも要注意です。他の患者さんと間違えられている可能性があります。

一方、何らかの理由で配膳時刻にあなたが病室を留守にしなければならないこともあるでしょう。その場合は、食事がどんな場所に、どのような状態で保管してあるかを確認してください。

ご存知のとおり、ばい菌は暖かくて、暗くて、じめじめしたところが大好きです。蒸し暑い季節はとくに心配です。長時間、病棟のキャビネットに置きっぱなしなどというのではたまったものではありません。

配膳時にすぐ食べられない患者さんの食事は、あらかじめ別に分けておいて、涼しい場所に保管すべきです。保存時間によっては、冷蔵庫に保管することが必要です。

誰だって冷えた食事はいやなのですから、食べる直前に電子レンジで温め直してもらえばいいでしょう。そのくらいのことはコンビニエンス・ストアだってやっているのですから、病院にできないことはありません。

ボランティアの多い病院はいい病院

私が知っている病院経営者の多くが、恒常的に資金のやりくりに悩んでいます。日本の民間病院のほとんどが、大きな負債を抱えて四苦八苦しているのが現状です。

「アメリカの病院では、いったいどうやってコストダウンに取り組んでいるのですか」

彼らと話をするとき、私が決まって受ける質問です。この問題についてはほんとうによく議論するのですが、答えを一つ挙げるとすれば、ボランティアの積極的な利用ということでしょう。

アメリカの病院では、他の西欧諸国と同様、ボランティアの活躍が目を引きます。フルタイムのボランティア・スタッフの数が、全ベッド数を超えているところも珍しくはありません。

病院ボランティアとは、決められた予定に従って、決められた時間、定期的に働くスタッフで、病院から報酬を得ない人のことです。年輩の方が多く、これまで世話になった社会への恩返しや、恵まれない人々への手助けをしたいという理由から、自主的に参加するケースが一般的です。

アメリカの病院にはふつう、ボランティア部というセクションがあり、そうした有志の方々が働きやすいようバックアップしています。

ボランティア・スタッフがカバーする分野には、通常、次のようなものがあります。

・院内ギフトショップの運営
・患者の搬送
・受付、インフォメーション係

・通訳、翻訳
・歯科助手、看護助手
・患者用図書館係

ときには、ボランティアたちが直接、患者さんの世話をすることもあります。ボランティアの活躍範囲は、彼らの能力や経験に応じてほとんど無制限にあるのです。彼らのおかげで、看護婦をはじめとするスタッフは雑用に追われることなく、本来の仕事に集中できるし、病院の人件費も大いに節約できます。

多くのボランティアが参加し、生き生きと活躍している病院は、「いい病院」と言って間違いないのではないでしょうか。地元のごく普通の人々が手助けしたくなる病院、そして気持ちよく働ける病院なら、患者にとっても快適であるに違いありません。

病院の「質」を高めていくもの

しかし、日本ではそうしたボランティア活動がまだ一般的ではありません。日本にあって、亀田総合病院はボランティア・スタッフに大いに助けられている病院の一つだと思いますが、それにしてもアメリカと比べれば大きな隔たりがあります。

たとえばアイオワ大学病院は、亀田総合病院とほぼ同じ規模の教育病院で、病床数は八九一ベッドです。ボランティアの数は九二二名にのぼり、彼らが合わせて年間なんと五万五〇〇〇時間以上も病院に奉仕しています。

一方、同じく教育病院で病床数七八四ベッドの亀田総合病院の場合、登録されているボランティアの数はわずか三〇名にすぎず、常時、活動してくれる人は一〇名にも及びません。どうして日本では、ボランティア活動が根付かないのでしょうか。

アメリカの病院では年輩のボランティアが多いと書きましたが、もう一つの重要なグループは、病院に勤務するスタッフの家族です。アメリカにかぎらず、ヨーロッパやオーストラリアでも、スタッフの妻や夫の多くがボランティアとして活動しています。

スタッフの妻たちが構成する「ワイフクラブ」がギフトショップを運営することもよくあります。そうした店の収益は、患者のための奉仕活動に還元されるのが普通です。

私の友人がＣＥＯ（最高経営責任者）をしているオーストラリアのある病院には、三、四人のフルタイム・ボランティアが運営するフラワーショップがあり、年間利益が一〇〇〇万円にものぼると聞きました。

このお金は、たとえば出産を終えて退院する母親への贈りもの（便利な育児用品などを詰め合わせたギフト・バスケット）を買ったり、待合室をきれいに改造したり、そこで待つ家族にケーキやコーヒーを出したりする費用に使われています。ロビーや待合室を飾る絵画や写真、観葉植物などの購入費用も、こういった資金から出されます。

具体的な使い道を決めるのは独自に設けられた委員会ですが、「患者のために」という視点が忘れられることはありません。

ところが日本では、医者や事務管理職の妻がボランティア活動をすることに対して、社会的な抵抗があるようです。家族は仕事に関わるべきではないという風潮があるため、ワイフクラブのような組織が生まれることもありません。

欧米と比べてボランティアが少ない原因は、病院が公共機関と見られていないことにもあるでしょう。とくに民間病院の場合、非営利団体であるにもかかわらず「大儲けしているに違いない」と思われがちです。医者はみな高額所得者だと信じられているため、給料を払っている病院はもっと儲けているはずだと思われるのかもしれません。

また、日本人の多くは、ボランティア活動は災害の後など特別なとき、一時的に行うものだと考えています。この点もまた、日本とアメリカで大きく異なる部分です。

アメリカの場合、地域活動や社会貢献というものがもっと広くとらえられています。不幸な人々や病気に苦しむ人々を助けたいと思うとき、それが公共施設か民間施設かはかならずしも問題ではありません。

アメリカ人がボランティア活動をするのは、義務や責任という以上に、そうした活動を通じて満足感が得られるからです。ボランティアという活動が世間に認知されていて、地道な活動が高く評価されるからでもあります。

ボランティアと同じ意味で、アメリカでは病院への寄付がごく普通に行われています。自分や家族が患者として手厚い治療を受けたときなど、感謝の気持ちを込めて病院に多額の寄付を行うことがよくあります。成功したビジネスマンが地域愛や市民としての責任感から、やはり多額の寄付を行うことも珍しくありません。

税制上のメリットもあります。寄付をすれば所得税が減額されるので、個人も企業も慈善活動に積極的に関わろうとするのです。

たとえば、ハンバーガーのマクドナルドは、アメリカでロナルド・マクドナルド・ハウスを運営し、重病の子どもをもつ家族のために安い宿泊施設を提供しています。そのおかげで、家族は病院の近くに泊まりながら、安心して入院中の子どもを看ることができます。しかし、日本ではこうした行為もあまり一般的ではありません。私自身、日本のマクドナルド社に、同じようなハウスを建ててくれないかとお願いしたことがありますが、アメリカとは事情が異なるため、実現することはありませんでした。

病院とは、さまざまな要素がからまって成り立っている、ひじょうに複雑なシステムです。「よい病院」の条件も、数かぎりなくあります。立地条件からはじまって、建物や設備、機器類、医師の能力や経験、看護婦をはじめとするスタッフたちの姿勢、経営方針……。今すぐすべてを改善しろと言っても、無理でしょう。

まだまだ当分の間、日本の病院で快適に過ごし、安全な治療を受けるためには、患者自身かなりの努力が必要だと思います。しかし、そうした努力の一つひとつが、病院全体の質を底上げしていくことを忘れないでください。

同時に、病院をながめる地域の人々の目と、具体的な援助活動が、よい病院を育てていくことも知ってください。あなたの住む地域によい病院が育てば、あなたも、あなたの家族も、安心して暮らせるということなのです。

おわりに

私が初めて日本の土を踏んだのは一九六四年、二〇歳のときでした。一九六四年と言えば、日本では「東京オリンピックの年」としてご記憶の方が多いでしょう。もちろん私も、できたばかりの新幹線に乗り、オリンピックを観戦したものです。

初めのうちは、生まれ育ったアメリカとの違いに驚くばかりでした。しかし、二年の滞在のうちに日光にも二回行き、「日光を見ずして結構と言うなかれ」という言葉も覚えました。

その後、いったん日本を離れ、一九六七年から一九六九年にかけて再訪。さらに一九七二年に三度目の来日をし、翌年、日本で妻のみどりと出会いました。以来、日本は私にとって第二の故郷となったのです。

この本のなかで、私は日本の医療制度について、一度ならず辛辣に批判しました。しかし、それが単純な批判であったり、無責任な体験談ではないこと、ましてや、その「後進性」をいたずらにあげつらっているわけではないことを、まずわかっていただきたいと思います。

日本の皆さんが、もっと安心して、もっと幸福な人生を過ごすためには、どうしても医療制度の改革が必要ではないか。そのことを日本の皆さんにじっくり考えていただきたいと思って、私はこの本を書きました。

初来日以来、私はアメリカにいる間もずっと日本に強い関心をもち、さまざまな角度から勉強してきました。一九八八年から一九九一年にかけて、メリーランド大学の横須賀分校に通い、アジア研究、とくに日本に関する研究で二つ目の学士号を取得しました。

私は、日本という国がひじょうに豊かで、清潔で、先進的であることをよく知っています。その同じ国が、あまりにお粗末な医療制度を国民に押しつけていることが不思議でならないのです。

現在の私は、病院管理の専門家です。一九八〇年から一九八二年の間、テキサス州のベイラー大学に通い、病院管理学修士号（ＭＨＡ）を取得しています。こうした教育を受けたことと、日本とアメリカ双方の病院での勤務体験から、両国の医療事情について、つねに目を配るようになりました。

アメリカで、私は三〇年近く、病院や医療関係の仕事に従事してきました。全米医療管理者学会の特別研究員でもあります。私はそこで試験官を務めており、毎年平均一〇名の資格試験受験者の口頭試験を担当しています。

日本においては、一九八二年に日本病院管理学会への参加を認められ、日本国内で多くの病院を見学したり、報告書や資料を目にする機会に恵まれました。

一九八八年から一九九一年にかけては、神奈川県横須賀市にあるアメリカ海軍病院に管理部長として勤務しました。その間は、積極的に地元の病院と交流を図るとともに、非公式ではありますが、当時、日本医科大学に本部を置いていた、病院医療の質に関する研究会の顧問も務めました。

そして一九九一年七月、千葉県鴨川市にある亀田総合病院から招きを受け、同病院の管理部長として着任。現在も副院長として勤務しています。この亀田総合病院で、私はおそらく初めての「外人」インサイダーとして、日本の病院での業務に携わることになりました。

こうした経験を通して、私がつねにめざし、心がけてきたことがあります。病院は、患者さんに焦点を当てた、患者さん中心の医療を行なうべきだということです。私は、他の医療専門職の誰もが同じ思いであってほしいと願っています。

しかし日本の医療の現状は、こうした視点から見ると、残念ながら、ひじょうに遅れていると言わざるをえません。日本の政府がどう弁解しようとも、この国の医療システムは他の先進国のレベルにはとうてい達していません。

この本のなかで、私はまず諸外国の医療システムと比較するなかから、日本の医療の現状を客観的にながめ、医療の現場で私たちを困惑させているものの正体を解明しようと試みました。さらに、患者さんがよい病院や医者を選ぶために必要な知識や注意点、かしこい消費者として行動するための方法についてもページを割きました。

最後になりましたが、亀田総合病院のオーナーであり、医師であり、経営者である亀田四兄弟に深く感謝します。

亀田家は江戸時代から一一代続く医者の家系です。現在では巨大な組織に発展した亀田総合病院においても、その患者中心主義は時代を超えて変わることがありません。亀田兄弟は、少なからぬリスクを承知したうえで、私に「事実をありのまま書くように」励ましてくれました。彼らの助力や励ましがなければ、この本はとても書き終えることができなかったでしょう。

二〇〇〇年八月

ジョン・C・ウォーカー

付　録

本文のまとめとして3つのチェックリストをつけました。あなたが最近行った病院、入院中の病院、そのほか関心がある病院を、チェックリストの項目に従って、「YES」または「NO」で評価してみてください。「YES」が多いほど、いい病院、いい病室、ということになります。近々、病院に行く予定があるのなら、ぜひコピーをとって採点してきてください。このチェックリストが皆さんを不適切な医療の犠牲者としないことに少しでも役に立てば幸いです。幸運を祈ります。グッドラック！

付録：チェックリスト①

■病院選びのチェックリスト

病院のパンフレットはわかりやすいか			YES	NO
院内見学を受けつけているか			YES	NO
右の項目に関して明確な見解を持っているか	インフォームド・コンセント		YES	NO
	情報開示、カルテのコピー請求		YES	NO
	患者の権利		YES	NO
	セカンド・オピニオン		YES	NO
	早期退院の要求		YES	NO
	最小侵襲的手術（内視鏡やカテーテルを使用し、切開せずに行う手術）		YES	NO
	リビングウィル	蘇生拒否要求（DNR）	YES	NO
		臓器提供	YES	NO
	医師への心付け		YES	NO

付録：チェックリスト②

■病室評価のチェックリスト

通路は明るく、邪魔なものが置かれていない	YES	NO
緊急時の非常口がわかりやすく案内されている	YES	NO
わかりやすい部屋番号がついている	YES	NO
部屋の入口の患者名表示は大きく読みやすい	YES	NO
部屋は自然光がよく入り、夜間の照明も明るい	YES	NO
部屋のドアは患者さんの希望で閉じたり鍵をかけたりできる	YES	NO
ベッドは十分な大きさがあり、寝心地もいい	YES	NO
シーツや枕、毛布は清潔である	YES	NO
ベッドサイドの収納キャビネットには鍵がかけられる	YES	NO
個人用の冷蔵庫がある	YES	NO
部屋のエアコンはちょうどよく調整されている	YES	NO
自分専用のくずかごがある	YES	NO
天井や壁はきれいでカビやしみもない	YES	NO
部屋に鏡と洗面台がある	YES	NO
部屋にアート作品が飾られている	YES	NO
部屋に清潔なトイレがある	YES	NO
部屋はにおいがしない	YES	NO

付録：チェックリスト③

■ヒーリング・エンバイランメントのチェックリスト

建物全体の外観	外壁はきれいで、しみ、汚れ、さび、ひび割れがない。窓はきれいで割れたところはない	YES	NO
建物周囲の敷地	周囲の緑地はよく整備されている。紙くずやゴミ、その他のがらくたがない。雑草がない。周囲は夜間も十分に照明されている	YES	NO
館内照明	ソフトな間接照明である。ギラギラ、チカチカしない。はだか電球は使われていない	YES	NO
玄関・入口	標識が明るくわかりやすい。車椅子でも入りやすい。通行の邪魔になるようなものや危険なものが置かれていない	YES	NO
気温	館内温度は全般的に快適である。各部屋は個々にエアーコンディショニングできる	YES	NO
駐車場	入口に近い。屋根がある。身障者用の駐車スペースが入口の近くに確保されている。明るく安全である	YES	NO
標識	読みやすい。点字表示がされている。わかりやすいようによく工夫されている	YES	NO
色調	パステルカラーなど、明るいなかにも落ち着いた色調で統一されている	YES	NO
自然光の取り入れ	すべての病室や待合室で自然光が取り入れられている	YES	NO
窓からの景観	すべての病室の窓から外が見える。窓の高さは車椅子の人にも高すぎない	YES	NO
椅子やソファ	座り心地がよい。汚れがない。適度な高さである。色調や柄のセンスがよい	YES	NO
床	フロアやカーペットは色調がよく、汚れがない。カーペットが擦り切れていない。床が滑りにくい	YES	NO
アート作品	病室や待合室には絵画、写真、オブジェなどのアート作品が飾られている	YES	NO
トイレ	清潔で、明るく、においがない。車椅子でも洗面台やトイレを使用できる。緊急コールボタンがある	YES	NO
壁・窓	壁や窓はきれいである。窓のカーテン、壁紙の色、柄はインテリアデザインとして周囲によくマッチしている	YES	NO
その他	各所に観葉植物などが配置され、バックグラウンドミュージックが流れている	YES	NO

【著者略歴】
ジョン・カール・ウォーカー（John Carl Wocher）
医療法人鉄蕉会亀田総合病院特命副院長。1943年米国オハイオ州生まれ。1978年メリーランド大学卒業（政治学士）。1982年ベイラー大学でMHA（病院管理学修士）取得。1991年メリーランド大学卒業（アジア学士）。1961年よりアメリカ海軍本部および日本を含む各地の海軍基地医療サービス部に勤務。1991年神奈川県アメリカ海軍横須賀基地医療サービス部管理部長から医療法人鉄蕉会亀田総合病院管理部長に。管理統括副院長を経て、1996年4月より現職。全米医療管理者学会特別研究員、全米診療管理者学会会員、アイオワ大学医学部客員講師、アイオワ大学大学院病院管理学専攻指導教官。

【訳者略歴】
川合達也（かわい・たつや）
㈱カメダ・メディカル・インターナショナル取締役。1954年愛知県生まれ。1978年広島大学理学部卒業。大手医療機器メーカー中央研究所研究室長、技術情報室長を経て、1995年10月より現職。

ニッポンの病院

二〇〇〇年十月二日　第一刷発行

著　者　ジョン・カール・ウォーカー
訳　者　川合達也
発行者　岡部力也
発行所　日経BP社
発　売　日経BP出版センター
〒102─8622　東京都千代田区平河町二─七─六
電　話　〇三─三二二一─四六四〇（編集）
　　　　〇三─三二三八─七二〇〇（営業）
Homepage　http://store.nikkeibp.co.jp
デザイン・DTP　内田事務所
印刷・製本　株式会社シナノ

ISBN4-8222-4158-0